La fibromialgia y el síndrome de fatiga crónica

Opiniones y consejos
de un grupo
de pacientes afectados
por esta enfermedad

Farah Voss

Con la colaboración del
Dr. Lemaître

Terapias Verdes
Vida sana

Edición original
La fibromyalgie, de Farah Voss
© 2006 Éditions du Dauphin, París (Francia)

Edición española
Primera edición: abril de 2007
© de esta edición: Terapias Verdes, S.L.
Aragón 259, 08007 Barcelona

Traducción: **Carles Sans Climent**
Revisión médica: **Dra. Ana Alesón**
Diseño de la colección: **Toni Miserachs**

Fotocomposición: Víctor Igual, S.L.
Peu de la Creu, 5-9, 08001 Barcelona
Impresión: Gráficas 94, S.L.
Polígono Can Casablancas,
calle Garrotxa, nave 5
08192 Sant Quirze del Vallès
Depósito legal: B-11.803-2007
ISBN: 978-84-96707-13-9

Índice

Presentación de la enfermedad

¿Qué es la fibromialgia?

Es una enfermedad crónica caracterizada por dolores musculares y una gran fatiga. Su nombre tiene raíces grecolatinas que designan los tendones y los ligamentos (*fibra*), los músculos (*mus*) y el dolor (*algos*). Forma parte de los síndromes dolorosos crónicos. No es una enfermedad inflamatoria. No se detecta ninguna lesión que pueda ser el origen de los dolores experimentados.

La fibromialgia fue descrita en Estados Unidos de América a principios del siglo XX. Su reconocimiento oficial por la Organización Mundial de la Salud (OMS) data de 1992. En Francia, los médicos empezaron a hablar de esta enfermedad hace sólo 20 años aproximadamente. Está clasificada como una enfermedad huérfana y figura en el programa de enseñanza de segundo año en las facultades de Medicina desde septiembre de 2004. Ahora bien, la fibromialgia no está reconocida como una enfermedad crónica invalidante por el ministerio: no aparece en la lista de enfermedades que dan derecho a una ayuda del 100 por 100 de la Seguridad Social. Esta ausencia de estatus implica, en Francia, la imposibilidad de obtener una ayuda cuando el estado del paciente necesita una baja parcial o total definitiva de su trabajo.

En España se considera una enfermedad crónica invalidante en las situaciones graves. Es motivo de baja por enfermedad común, en general de larga duración. Dependiendo de la edad del paciente y de su profesión puede concederse una incapacidad permanente total para su trabajo habitual.

Los institutos locales de evaluación médica dictaminan en cada caso el grado de incapacidad del paciente. Actualmente, no hay ningún tratamiento que permita curar la enfermedad.

Es una dolencia grave, ya que puede ser invalidante y, además, depresiva, en función de las dificultades del enfermo que la padece (no reconocimiento de la enfermedad, inexistencia de tratamiento curativo, soledad, pérdida de empleo o inactividad, problemas financieros, etc.).

¿Cuáles son sus síntomas?

El dolor es la principal expresión de la enfermedad. Localizado en la inserción de músculos, ligamentos y tendones, se puede generalizar bajo diversas formas: dolor a la presión, sensación de quemadura, de frío, descargas eléctricas, hormigueos, comezones, agujetas, etc. Estos dolores normalmente se sienten en las partes más frágiles del cuerpo. Pueden afectar la cabeza: dolores temporomandibulares (sienes y mandíbula), dolores de cabeza (cefaleas tensionales, etc.).

Siempre se siente una fatiga de intensidad variable, de un paciente a otro y en la misma persona, que va del cansancio al agotamiento. Se puede manifestar por paralizaciones pasajeras. Esta fatiga llega a impedir las tareas cotidianas y la actividad profesional, y puede estar determinada por problemas de sueño, porque éste no es reparador, ya que está entrecortado por numerosas fases de vigilia. El sueño del fibromiálgico puede verse agitado por movimientos periódicos del cuerpo y/o por el síndrome de las piernas inquietas. Al despertar, se siente una sensación de rigidez del cuerpo.

Una disfunción del sistema nervioso autónomo puede revelarse mediante síntomas como: palpitaciones, taquicardia, hipersudoración, sequedad de la boca, vértigos...

También se presentan problemas digestivos (diarreas, estreñimiento, náuseas, hinchazones del vientre) y urinarios.

Igualmente, hay que señalar problemas de memoria con dificultades de concentración.

Algunos nervios periféricos en sus canales (canal carpiano, por ejemplo) pueden, además, hacer sufrir al enfermo sin que se manifieste una causa mecánica.

Por otra parte, estos dolores y problemas asociados parecen acentuarse en algunos enfermos por los cambios meteorológicos, el frío, la irritación y el mínimo esfuerzo físico.

¿Cómo se diagnostica?

La medicina no dispone de un marcador biológico o radiológico para relacionar la enfermedad con una anomalía. El estado fibromiálgico se define cuando la persona sufre dolores difusos que evolucionan durante más de tres meses, asociados a dolores percibidos al presionar en un cierto número de puntos característicos a un lado y a otro de la cintura y a los dos lados del cuerpo. Ciertos signos, comunes a otras enfermedades, requieren exámenes médicos para eliminar la posibilidad de otro diagnóstico.

El médico prueba 18 puntos ejerciendo una presión moderada (aproximadamente 4 kg/cm^2) con el dedo. Estos puntos son simétricos (puntos del codo derecho y del codo izquierdo, por ejemplo). Se sitúan en la cara anterior del cuerpo (cuello, segunda costilla, codo, cadera, rodilla) y en la cara posterior (occipucio en la base del cráneo, hombro, omóplato, pelvis). Si al menos 11 de estos puntos son dolorosos, la prueba es positiva.

¿Cuál es la causa?

La causa real de la experiencia dolorosa de los enfermos aún no se ha determinado. Uno de los mecanismos evocados sería un funcionamiento del sistema nervioso central con exceso de percepción y de transmisión del dolor debido a una cantidad insuficiente de neurotransmisores encargados de disminuir el dolor. Por ejemplo, la cantidad de serotonina en la sangre y en el líquido cefalorraquídeo de los fibromiálgicos es reducida en relación con la normal.

El inicio de la enfermedad podría deberse a la influencia de un *shock* físico o emocional, una infección viral, una infección desatendida... En realidad, en algunos enfermos, la aparición de los síntomas parece coincidir con sucesos traumáticos de este tipo.

11

Muchos médicos se han puesto de acuerdo en ver en la fibromialgia la posibilidad de una anomalía en los intercambios musculares: una falta de irrigación sanguínea o una aportación insuficiente de oxígeno comportarían fatigas y miembros débiles.

Por su aspecto desconcertante y enigmático, algunos médicos rechazan considerar la fibromialgia como una auténtica enfermedad y siguen considerándola como un síndrome de origen psicosomático. Según ellos, sólo es la expresión de un sufrimiento psíquico mediante síntomas corporales.

¿Cuántas personas la padecen?

La fibromialgia parece afectar sobre todo a las mujeres: el 80% de enfermos afectados son mujeres y el 20% son hombres. Según los países, del 2 al 5% de la población la padece.

La enfermedad se declara, en general, en individuos de 30 a 50 años, aunque también se manifiesta en personas muy jóvenes, incluso en niños. También puede, pero bastante raramente, aparecer en individuos de más de 65 años.

¿Qué tratamientos se proponen?

Hasta hoy, no se ha desarrollado ningún medicamento específico para la fibromialgia. Sin embargo, se prescriben antiálgicos (paracetamol, morfínicos, morfina pura, parches anestesiantes...) para limitar el dolor, antidepresivos en dosis bajas para mejorar el sueño y el humor, miorrelajantes (relajantes de las contracturas musculares, antiepilépticos). La cortisona, así como las medicinas que curan los reumatismos, pueden tener un efecto positivo. Los tratamientos médicos tienen más o menos eficacia según los enfermos. A veces, su efecto es nulo.

También se pueden poner en práctica otras terapias, incluso combinadas, para mejorar el estado del enfermo: acupuntura (para las contracturas musculares), osteopatía funcional, mesoterapia (inyección de medicamentos), terapia del frío, terapia del calor (banco de arena o cabina de infrarrojos), drenajes linfáticos, fisioterapia (masajes ligeros, relajación neuromuscular, balneoterapia, fisioterapia). Algunos servicios hospitalarios, centros de dolor crónico o programas de «bienestar» gestionados por asociaciones de enfermos pueden ofrecer un abanico de terapias con resultados óptimos.

La neuroestimulación eléctrica transcutánea o TENS (un pequeño aparato conectado a electrodos autoadhesivos que se coloca en el punto de dolor o en el recorrido de un nervio doloroso) emite descargas eléctricas que impiden la actividad del nervio vector del dolor.

La homeopatía y la fitoterapia también se utilizan para curar la enfermedad.

Se aconsejan terapias no convencionales: sofrología (técnica de relajación), hipnosis ericksoniana, Chi Kung* o arteterapia.

Todas las actividades que mejoren la forma física —marcha, natación, aeróbic...— permiten reducir las tensiones y calmar el dolor.

¿Qué podemos hacer para sentirnos mejor?

La palabra clave sería: descansar regularmente, pero no quedarse inmóvil, con el fin de conservar la flexibilidad y mantener el potencial muscular. Un mínimo de ejercicio físico es saludable. El enfermo también debe aprender a dosificar sus esfuerzos repartiéndolos durante el día. Es importante que se oponga a que el dolor se instale. Para ello, es necesario hacerse escuchar y comprender por el médico y por el entorno social.

Algunos médicos recomiendan una alimentación sana y aconsejan evitar, por ejemplo, los alimentos ácidos.

Un apoyo psicológico de un psicoterapeuta (psiquiatra o psicólogo) es casi obligatorio, en situación de enfermedad crónica, cuando el dolor, intenso, dura y agota el cuerpo y el sistema nervioso, haciendo caer al enfermo en la depresión.

---

* El Chi Kung es una medicina china muy antigua que se utiliza en el estrés mediante una forma de relajación en movimiento con, por ejemplo, el automasaje diario de los puntos de acupuntura. Reequilibra la energía vital.

¿La investigación se interesa por la fibromialgia?

Sí, pero sobre todo al otro lado del Atlántico, y en Estados Unidos concretamente. En Europa, a excepción de Alemania y del Reino Unido, el mundo de la investigación aún está indeciso en lo que a la fibromialgia se refiere. Cuando se investiga, el interés recae en la presencia o la ausencia, en las tasas de presencia de ciertas substancias en la musculatura de las personas fibromiálgicas; en la circulación sanguínea reducida en la zona de puntos sensibles; en la presencia, en el líquido cefalorraquídeo de los enfermos, de sustancias en cantidades superiores a las «normales». Hay investigadores que estudian las tasas de anticuerpos en los fibromiálgicos. Otros investigan en el campo de la genética.

Ficha creada con la colaboración
del Dr. René Lemaître, reumatólogo,
y de Michèle Judic, presidente de la U.F.D.C.M.*

* Siglas en francés de la Unión de Fibromiálgicos y Dolientes Crónicos del Morbihan.

Testimonios

Françoise, 52 años, Morbihan
Profesora de piano

¿Cuándo le diagnosticaron la fibromialgia?

Me la diagnosticaron hace cinco años y medio, aunque esta fibromialgia debió de empezar cuando yo tenía 17 años. En aquella época tuve molestias hepáticas, problemas que a menudo se encuentran en los fibromiálgicos. Tenía dolores en los ligamentos sin haber corrido.

¿Qué le decía el médico, cuando era más joven?

Aseguraba que los dolores eran psicosomáticos. La enfermedad, en mi juventud, no se comprendía ni se reconocía.

¿El dolor ha evolucionado desde sus 17 años?

Sí, ha ido agravándose a lo largo del tiempo, a causa de los golpes físicos, de las enfermedades, de la fatiga. En 1985, después del segundo parto, sentí un cansancio inmenso acompañado de dolores aún más vivos. En 1993, no podía caminar, estaba en plena crisis; el médico pensaba que todo aquello estaba dentro de mi cabeza. En mayo de 2000, tuve un herpes zóster. A partir de entonces, todo fue degradándose muy rápidamente.

¿Quién pronunció la palabra fibromialgia por primera vez?

En septiembre de 2000 cambié de médico. Fui a visitar a un generalista que hacía sofrología. Me lo recomendó una compañera. En la segunda visita me habló de la fibromialgia. Presionó en los puntos sensibles y, era cierto, me dolía mucho. Luego, la enfermedad fue confirmada por el centro de tratamiento del dolor del Hospital de Vannes, y también por dos traumatólogos que consulté.

¿Qué tratamientos le prescribieron?

Parches anestesiantes. Desde 2005, me trata un médico nutricionista. No puedo tomar productos lácteos, porque son demasiado ácidos. Como tenía una gran falta de oligoelementos y vitaminas, tomo productos homeopáticos y suplementos alimentarios. Mi «rueda de recambio» es un estimulador eléctrico (TENS): cuando duele mucho, me pongo un electrodo en el punto sensible.

Además, cada tres semanas voy a un acupuntor, y también me trata un osteópata. Hago sesiones de mesoterapia con un médico generalista que me prescribe un antiinflamatorio y un miorrelajante.

Creo que lo he probado todo. En estos momentos, de una gran crisis, debo realmente tener en cuenta la alimentación: si, por ejemplo, como queso al final de la comida, me sienta muy mal. Hoy, tengo todo el cuerpo inflamado. No me queda otra solución que tomar morfínicos y utilizar mi estimulador eléctrico. Es lo que más me alivia.

¿Actualmente desarrolla su actividad profesional?

Hace tres años tuve que dejar de dar mis cursos de piano. Ahora, no puedo tocar en absoluto.

¿Cuál es el impacto de la enfermedad en el día a día?

No puedo hacer esfuerzos físicos intensos. Ya no puedo permitirme ir a dormir tarde. No puedo comer lo que me gustaría. Y no puedo planchar.

El canto ocupaba un gran lugar en mi vida —cantaba en comedias musicales. Hoy, lo echo en falta. Pero me obligo a levantarme todas las mañanas, es importante.

¿Cómo ha reaccionado su entorno familiar a la enfermedad?

Mis hijos siempre me han visto enferma. En casa todos han tenido que trabajar un poco más. Mi hija se ocupa de las labores de la casa. Mi marido se encarga de servir la mesa porque yo no puedo levantar ni una jarra de agua. Con respecto a la cocina, a veces soy incapaz de preparar las verduras o cortar el pan: son movimientos muy simples, pero que me resultan insoportables. Por culpa de mi estado, hemos restringido las salidas de ocio, lo mismo que los viajes en coche.

Cuando el dolor es demasiado fuerte, mi entorno no lo comprende. Entonces, acabo por no hablar de mi dolor. Me callo, sonrío y maquillo la situación. Ya no hablo del sufrimiento que soporto, por cansancio.

¿La ayuda alguien en casa?

Hasta que mi hija cumplió 14 años, tuve derecho a una ayuda doméstica. Pero se terminó. He presentado algunas peticiones en la Comisión Técnica de Orientación y Reinserción Profesional, pero sólo me reconocen una invalidez media (50-79%), lo que no me da derecho a nada. Presenté un recurso en 2002, al que hasta hoy no me han respondido. Me gustaría que me reconocieran una invalidez del 80%, ya que podría beneficiarme de una ayuda doméstica y aparcar el coche en los sitios reservados para las personas minusválidas. Con el reconocimiento de persona discapacitada que no puede trabajar, sólo me han concedido la tarjeta verde que certifica que no puedo estar de pie durante mucho rato.

¿Y la usa?

Sí, si estoy sola. Me da derecho, al presentarla, a pasar por la caja especial para las personas discapacitadas en el supermercado. Pero mi marido nunca quiere pasar por esa caja, porque hay que enseñar la tarjeta y a él le parece un poco humillante. Lo acompleja.

En las administraciones o en Correos, si quiero evitar hacer cola, debo enseñar la tarjeta a toda la gente que tengo delante. Mucha gente se queja o frunce el ceño cuando me disculpo, con la tarjeta en la mano, para pasar más rápido. Algunas veces les digo: «si quiere, le doy la tarjeta y todo lo que conlleva».

¿Qué le gustaría hacer que la enfermedad no le permite?

En estos momentos, me apasiona la música española. Escucho mucha y tengo unas ganas terribles de bailar flamenco, aunque sé que es imposible.

Se debe organizar todo en función del esfuerzo, por pequeño que sea, que tenga que realizar durante el día: si sé que voy a asistir a una reunión de la asociación de enfermos a la que pertenezco, por ejemplo, no debo hacer nada más durante el día, tengo que descansar antes y después de la reunión. Ocurre lo mismo si quiero ir al médico o a un concierto.

Me gusta hacer punto, pero he tenido que dejarlo. Me encanta bordar, aún bordo, pero sólo un poquito. Me encantaba la jardinería, pero ya no puedo practicarla. Escucho música y leo —pero los ojos se me cansan rápidamente.

¿Qué sentimientos le genera la enfermedad?

Hay momentos en que me rebelo mucho: sería capaz de derribar todas las puertas para que se escuchase la voz de los fibromiálgicos y que el ministerio de Sanidad reconociese la enfermedad. Cuando el dolor es intenso, tengo ganas de morir para no tener que soportarlo. Pero también tengo una voluntad de hierro: he sido muy activa y no me resigno a una vida vegetativa, quiero salir de esto. La mayoría de fibromiálgicos son personas con mucha voluntad. Es importante para mantenerse, ya que la enfermedad es muy difícil de vivir día a día.

¿Ha pensado en una ayuda psicológica?

Sí. Necesité una ayuda psicológica para aceptarme tal como soy y para seguir viviendo. Voy al psiquiatra desde hace un año y medio.

¿Los médicos le han explicado bien qué padece?

No. Diagnostican, pero se sienten desarmados frente a la enfermedad. No se informan. Yo me he documentado mucho por mi cuenta, y fuera de Europa, donde, aparte de España, se ha hecho poco. No ocurre lo mismo en Canadá y Estados Unidos donde se estimula la investigación y el reconocimiento de la enfermedad es mucho mayor, a pesar de la ausencia de un tratamiento curativo. Europa está muy atrasada en este campo.

¿Qué influencia tiene la enfermedad en su vida social?

Los amigos han ido desapareciendo uno tras otro. Me decían: «No es divertido estar contigo, no se puede hacer nada». O bien, me preguntaban irritados: «¿Durante cuánto tiempo puedes caminar?». Poco a poco, se ha hecho un vacío. Sólo han quedado los amigos de verdad, pero son muy pocos. Ha sido una constatación dolorosa. Salimos poco, y, sin embargo, me gustaría recibir gente en casa, salir, divertirme. Esta tristeza también tiene impacto en la enfermedad, porque cualquier *shock* emocional, cualquier contrariedad, cualquier estado depresivo agravan la enfermedad. El hecho de que me toquen acentúa aún más el dolor, que a duras penas se puede resistir.

¿En esos momentos, piensa en la muerte?

Sí. Es un tema tabú. Está claro que no se muere directamente a causa de la fibromialgia, pero indirectamente, sí, se puede morir. Hay gente que se suicida porque el dolor es insoportable y la soledad demasiado grande. Hay momentos en que la morfina es ineficaz contra el dolor que se siente.

SU MENSAJE

No hay que perder nunca la esperanza. Un día, esta enfermedad se reconocerá. Mientras, no debemos soportar solos la enfermedad, no debemos quedarnos solos en casa, tenemos que relacionarnos con otros enfermos.

No tenemos que esperar la medicina «milagrosa», porque, hoy por hoy, no existe. Sin embargo, hay que probarlo todo. El enfermo tiene que ser responsable: es él quien tiene que ver lo que más le calma. Yo creo que la forma de aliviarse es tratándose con varias técnicas. No hay que contar sólo con las medicinas.

Cuanto más rápidamente se detecta la enfermedad, mejor se cura con menos medicamentos. Cuando la enfermedad se instala, el cuerpo tiene guardado el recuerdo del dolor desde hace tanto tiempo que es más difícil aliviarlo.

A las personas no enfermas les diría que deben darse cuenta de la suerte que tienen por no sufrir, por poder trabajar, caminar... A menudo, son ellas las que más se lamentan. Nosotros, los enfermos, no queremos que nos tengan lástima, sólo queremos que nos comprendan, queremos que se reconozca nuestro sufrimiento, queremos que se nos escuche. Porque nosotros también tenemos derecho a vivir, a tener amigos y a que nos respeten.

Los que tenéis la suerte de no estar enfermos, no nos abandonéis. No nos dejéis de lado porque estamos enfermos.

Agnès, 26 años, Charente-Maritime
Educadora-ayudante de niños discapacitados

¿Cuándo le diagnosticaron la fibromialgia?

Fue un reumatólogo de Rochefort-sur-Mer en julio de 2005.

¿Consultó a varios médicos antes del diagnóstico?

Consulté a mi médico de cabecera varias veces. Se mostró muy comprensivo y atento. Me envió a un primer reumatólogo, que me habló vagamente de la fibromialgia después de hacerme varias pruebas, sin explicarme de qué se trataba. Me dijo que se podía vivir perfectamente con ella. Después, una amiga fibromiálgica me sugirió que fuera al reumatólogo que le había diagnosticado su fibromialgia. Éste me hizo la prueba de los 18 puntos dolorosos del cuerpo y me confirmó lo que yo ya sospechaba. Me dijo que, ya que quería tener un hijo, no me podía prescribir ningún tratamiento, y que debía vivir como si no tuviera nada.

Después, me trató un médico de medicina interna en Burdeos.

¿Exactamente, desde cuándo siente estos dolores?

Desde la infancia me duelen las rodillas, el vientre y la espalda. Como practicaba mucha equitación, pensé durante largo tiempo que las dos cosas estaban relacionadas. En realidad, no era muy molesto, aunque a menudo estaba cansada.

Sin embargo, en diciembre de 2004, empecé a sentir dolores

muy fuertes por todo el cuerpo, a estar muy cansada y a acumular bajas por enfermedad.

¿Puede describir lo que siente?

Cuando me despierto por la mañana me siento más o menos como si me hubiese pasado un camión por encima: me duele todo, estoy agotada antes de empezar el día, a causa del síndrome de fatiga crónica y del sueño no reparador. Algunos días puedo hacer las cosas casi con normalidad —siempre he sido una persona muy activa. Otros días, me duele todo el cuerpo al mismo tiempo o bien tengo dolores localizados en los brazos, las piernas, la nuca o las manos. A veces, estos dolores son violentos, casi intolerables. Son extremadamente difíciles de describir, a veces se parecen a golpes de martillo, a veces a los pinchazos de miles de agujas, a veces a quemaduras. Pueden aparecer después de un esfuerzo o sin una razón concreta. Tengo fuertes dolores de cabeza, a veces una hipersensibilidad a la luz o al ruido, un cansancio muscular constante, problemas de digestión, náuseas. Estar de pie me resulta muy doloroso y cansado. Tengo el «termómetro» interno totalmente desajustado: he llegado a dormir en pijama con dos edredones estando a treinta grados centígrados en pleno verano y todavía tiritaba de frío.

También tengo los ciclos menstruales completamente perturbados y frecuentes infecciones en las partes íntimas.

¿Los dolores son más intensos en determinados períodos, en determinadas condiciones?

Sí, son más intensos en invierno a causa del frío que contrae los músculos y en el caso de realizar esfuerzos musculares (caminar mucho rato o simplemente llevar zapatos con tacones). A veces, aumentan con las emociones, el estrés, las contrariedades, todo lo que provoca una contracción de los músculos, es decir cualquier requerimiento de esfuerzo muscular. Cuando ocurre, me siento capaz de aguantarlo, pero lo pago al día siguiente o por la noche.

¿Qué tratamientos sigue?

No sigo ninguno porque me gustaría tener un hijo. He probado la homeopatía y la osteopatía sin resultados.

¿Su enfermedad la deprime?

Como soy de naturaleza optimista, hago lo posible por olvidar el sufrimiento o la restricción de actividades la mayor parte del tiempo. Sin embargo, hay momentos difíciles, como cuando no puedo vestirme sola o hacer todo lo que hacía antes o cuando los dolores y el cansancio incesante me agotan, y entonces me derrumbo. Cuando tienes 26 años no siempre es fácil aceptar que no puedes ponerte los calcetines, que casi no puedes maquillarte o peinarte porque te duelen los brazos, que no puedes llevar todos los zapatos que te gustan porque te cansarían demasiado, que te cuesta tener relaciones sexuales sin sufrir, que debes vigilar toda tu alimentación.

Y, además, cuando sales, hay gente que te pregunta por qué caminas de una forma tan rara, si te has hecho daño. Tienes que renunciar a ir a las discotecas, etc. En esos momentos, la moral baja a gran velocidad, pero luego se pasa, porque, de todas formas, no hay elección. Con 26 años, no empezaré a encerrarme en casa y a deprimirme, ¡me gusta demasiado la vida!

Los médicos deben tener en cuenta el aspecto psicológico de la enfermedad: el luto que debemos llevar por nuestro cuerpo anciano, la fatiga psicológica de las noches sin dormir o de los dolores violentos y constantes. ¿Se imagina tener gripe toda la vida? ¿Quién podría aguantarlo? Y también está la vergüenza que podemos sentir durante una comida entre amigos, cuando somos incapaces de cortar nuestro plato de carne.

¿Habla de su enfermedad con su entorno?

Sí. Tengo la suerte de tener amigos y familiares muy comprensivos, que son conscientes de mis dificultades y se adaptan a mí, me ayudan cuando no puedo hacer algo, o incluso desdramatizan con humor el hecho de que no pueda seguir su marcha. Esto me ayuda enormemente. Mis familiares se mantienen informados de mi estado y de mis frecuentes consultas. Les estoy muy agradecida por su presencia, su atención y su ayuda, por la increíble energía que me dan todos los días. Mi marido me ayuda muchísimo. Está atento a mis necesidades, está presente tanto en los momentos felices como en los difíciles, su apoyo y su amor son una ayuda muy valiosa. Lo es todo para mí, es mi fuerza, también lo quiero por eso.

¿Se siente comprendida por su entorno?

Sí, completamente. A veces soy yo la que tengo que decir que puedo hacer las cosas, ya que mis allegados han adoptado la costumbre de ayudarme mucho; así, los días que puedo, se lo digo, y los que no, mi familia y mis amigos me leen la mirada y me ayudan sin que se lo pida. Tengo suerte. La enfermedad ya es bastante difícil de soportar tal cual, por lo que compadezco a los y las que, además, tienen que convencer a los demás de que realmente sufren. Yo no tengo problemas en mandar a paseo a los que no me creen.

Algunos familiares rechazan admitir la enfermedad, porque también los hace sufrir; pero cuando se vive con un hombre o una mujer fibromiálgicos, es imposible no ver en la vida cotidiana que los más mínimos movimientos a veces suponen grandes sufrimientos.

¿Siente la necesidad de un apoyo psicológico?

No, estoy bastante bien rodeada de momento para no recurrir a él. Sin embargo, no puedo decir que algún día no lo necesite.

¿Es miembro de alguna asociación de enfermos?

Sí, y también formo parte de un grupo de discusión en Internet.

¿Cuál es el impacto de esta fibromialgia en su vida privada?

Es difícil ver sufrir a la persona que quieres, así lo ha expresado mi marido. A veces, ha habido situaciones difíciles entre nosotros, cuando yo le reprochaba que no viese los momentos en que necesitaba ayuda, cuando en realidad él hacía lo que podía. Era yo quien debía entender que necesitaba tiempo para aprender. Por desgracia, esta enfermedad afecta al humor y a la paciencia, y a veces odiamos a todo el mundo. Aunque, en conjunto, la enfermedad nos ha unido aún más a mi marido y a mí.

En el plano sexual, también es difícil. Es difícil rechazar las caricias porque estás agotada o apretar los dientes durante toda la relación porque no te atreves a decir: «Así no, que me duele, me duele la espalda, me duelen las rodillas...». Hay que tener un compañero muy tolerante.

Además, tienes que contener tu rabia cuando no puedes desnudarte y lavarte sola y el cónyuge se ve obligado a hacerlo. Es muy humillante, pero estrecha la relación.

¿Qué impacto tiene la enfermedad en su vida profesional?

A veces cuesta mucho ir a trabajar cuando ya te despiertas agotada y con dolores por todo el cuerpo. La gente no siempre entiende que puedas trabajar un día sí y otro no. Tengo un diploma que me permitiría trabajar en el sector médico-social y tener un buen salario; sin embargo, trabajar para la Educación Nacional me da una cierta comodidad en cuanto a los horarios, ya que trabajar ocho horas al día me resultaría imposible. Dedico la pausa del mediodía a dormir, sin la cual estaría demasiado cansada para seguir mi labor por la tarde.

Trabajo con niños con dificultades y, a veces, hay que llevarlos, acompañarlos en las actividades motrices, etc. Hay momentos en que resulta difícil, pero sería incapaz de hacer otra cosa, me gusta mi trabajo.

¿Cuál es el impacto en su vida social?

No hay muchas repercusiones porque tengo un entorno comprensivo. No obstante, la enfermedad limita mis actividades. Aún soy joven y es muy difícil no poder seguir a los amigos a todas partes, ir a la bolera, a patinar... son cosas imposibles. A la hora de comprar, me da miedo que mis amigas se cansen rápidamente de mi ritmo lento. Aunque no soy de las que se quedan en casa, por lo que, aun sabiendo que a veces exagero, salgo con frecuencia y veo a mucha gente. Tengo una vida social bastante plena. Cuando mi cuerpo se bloquea en el sofá, los otros se unen a mí, es formidable, ¿no?

¿La fibromialgia le impide practicar algunas actividades que le gustan?

Sí. Yo hacía mucha equitación, siempre sueño con volver a montar a caballo, pero me pregunto dónde encontraría la fuerza muscular para mantenerme en la silla.

También soy fan de una artista a la que sigo tanto como puedo, a los conciertos, a los platós de televisión, etc. Esto también me resulta muy difícil porque, en los conciertos, la espera es larga, hay que pasar mucho tiempo de pie, por lo que no puedo seguirla tanto como antes. En esta última gira tuve suerte, el concierto sólo se hacía en lugares con asientos. Escuchar a esta cantante me da una fuerza inmensa. No poder ir a un concierto es verme privada de una parte de mi vida.

Por otro lado, las actividades que se pueden hacer tienen más sabor, porque son más especiales. Me cuesta mucho decirles que no a mis sobrinos cuando me piden que juegue a fútbol con ellos. Es difícil explicarles por qué no puedo, pero lo hago y, a pesar de que son muy pequeños, lo entienden.

¿Se ha documentado sobre su enfermedad?

No he leído ningún libro, sólo he pedido consejo a médicos, y he buscado información en Internet por culpa de la falta de comprensión de algunos profesionales. Justo ahora empiezo a aceptar mi enfermedad, antes hacía ver que no tenía nada.

¿Cree que los médicos le han explicado bien lo qué padece?

Tuve la suerte de conocer en una conferencia a un médico de medicina interna especializado que es el presidente de la asociación a la que pertenezco. Es muy atento, explica bien las cosas, te hace someterte a exámenes completos regularmente, es muy competente. Me parece una gran suerte haberlo encontrado, aunque vive a una hora y media en coche de mi casa. Voy a verlo todos los meses, lo que me cansa mucho.

¿Qué hace para intentar «estar mejor»?

Intento «positivar», salir de mi casa lo máximo posible, tomarme tiempo para descansar y encontrar mi ritmo (aunque me cueste, porque soy muy activa). También he decidido ir a la piscina y al jacuzzi. Disfruto de momentos de relax con mi esteticista, que me hace masajes y, sobre todo, me rodeo de buenas personas, las que me hacen reír y me quieren.

Además, desde hace algún tiempo me alimento de una forma diferente, aconsejada por el médico que me lleva: se trata de suprimir totalmente el azúcar, entre otras cosas.

Mi segunda terapia es esta artista que ya he mencionado. Me devuelve la sonrisa, sabe expresar por mí, con sus palabras, lo que yo no consigo expresar, como si nuestras vidas estuviesen entremezcladas, como si nuestros sentimientos fueran los mismos. Me ayuda a volver a encontrar la luz cuando pierdo el camino. En su presencia, mis dolores casi desaparecen, es mágico. Sin ella, aunque parezca difícil de entender, hoy en día no estaría donde estoy y me costaría mucho más vivir mi enfermedad. Esta artista me da fuerza y ganas de luchar.

¿Desde que la padece, la enfermedad ha evolucionado?

Realmente, me duele todo el cuerpo desde diciembre de 2004. Sí, ha habido una progresión. Algunas partes del cuerpo, que antes no me dolían, ahora me duelen con regularidad. Me canso más rápidamente, pero también tengo un umbral de tolerancia al dolor diferente. Estoy acostumbrada porque convivo con él, aunque a veces sea difícil.

Hace un año, algunos dolores me habrían obligado a quedarme en cama. Hoy, los mismos dolores no impiden que haga cosas. He aprendido a vivir con ellos y he descubierto que, en realidad, una se acostumbra a todo.

¿Piensa que su enfermedad está relacionada con algún acontecimiento de su vida?

No. Mi médico dice que no se puede saber. Mi vida es y ha sido siempre relativamente feliz.

SU MENSAJE

Deseo decir a los demás enfermos de fibromialgia que no deben dejarse abatir ni desmoralizar por los numerosos médicos que no creen en nuestra enfermedad o nos toman por hipocondríacos. Cada vez hay más profesionales que se interesan por esta enfermedad, por lo que hay que tomarse tiempo para elegir bien al médico y mantener la esperanza en la ciencia que, tal vez, pronto encontrará un tratamiento adecuado.

También diría que no hay que privarse de hacer nada, aunque se sufra. Hay que aprovechar la vida.

No hay que obstinarse en hacer las cosas sola cuando realmente no se pueden hacer, y no sentir vergüenza de pedir ayuda a los demás.

También hay que ser tolerante, y tener en cuenta que la gente que nos rodea no siente nuestro dolor, porque le cuesta imaginárselo, no puede adivinar que un simple golpecito en el hombro puede hacernos sufrir durante dos horas. Hay que tomarse tiempo para explicárselo. Debemos aprender a ser indulgentes; por desgracia, la experiencia es una linterna que solo ilumina al que la lleva.

También aconsejaría no olvidar nunca agradecer la ayuda de los demás. No hay que hacer como «si se diera por sobreentendida» porque se es fibromiálgico.

A los que no les afecta la enfermedad, sobre todo a los familiares, me gustaría darles las gracias porque están con nosotros, nos ayudan y demuestran tener paciencia.

También quiero pedirles que nos comprendan y que no nos reprochen no sonreír algunos días o tener mal humor. Que nos ayuden sin asistirnos, que crean en nuestros dolores, que demuestren empatía pero no piedad. Que no pretendan actuar como si no hubiera cambiado nada: hay una diferencia y no hay que negarla. Que conviertan esta nueva vida cotidiana en lo más agradable posible, y que no duden en decirnos las cosas tal como son. Escondernos algo para ahorrárnoslo o cualquier otra forma de sobreprotección no nos ayuda a luchar.

Finalmente, quiero decirles que hacernos reír es el mayor de los remedios. Que no se enfaden porque anulemos una cita en el último momento, que no duden en preguntarnos sobre las cuestiones que se plantean. A nuestros familiares y amigos íntimos, sobre todo quiero decirles que continúen rodeándonos de amor como lo hacen, porque el amor es un remedio.

Huguette, 44 años, Vendée
Cuidadora de niños

¿Cuándo le diagnosticaron la fibromialgia?

En 2002. Fue un médico generalista que substituyó a mi médico habitual quien dio en el clavo. Me orientó hacia un médico del dolor que me confirmó el diagnóstico mediante los puntos dolorosos. El médico que me trataba decía que era el cambio de estación y una moral baja, o la artrosis, lo que me provocaba estos dolores. Los primeros síntomas se remontan a la adolescencia, cuando tenía 17 años. Aunque entonces podía vivir con ello, no era invalidante.

¿Qué sentía a los 17 años?

Fatiga y dolores. La fatiga iba en zigzag, con altos y bajos, y también tenía dolores. Eran «punzantes», profundos, pero no duraban: al cabo de una semana, tal vez un mes, desaparecían. Al principio me dolía el hombro derecho y las cervicales. Un tiempo después fueron las lumbares las que me hicieron sufrir. Esto duró unos cuantos años, hasta 2001.

¿Qué pasó luego?

A principios de año, el dolor se volvió más «amplio», tomó más lugar en mi cuerpo, aunque siempre estaba bien delimitado. Era bastante más fuerte que antes. A finales de 2001, se había esparcido por todo el cuerpo, un poco como los jirones de un globo que explota.

¿Piensa que esta dispersión del dolor está relacionada con alguna situación particular?

La mañana en que mi «globo» explotó, tenía una cita para una mamografía. Como soy una persona muy angustiada por naturaleza y siempre iba muy acelerada, en movimiento continuo, me sentía muy inquieta a causa de lo que me podían encontrar en el pecho y me daba miedo tener un cáncer. Justo antes de ir al examen, estaba doblada en dos por el dolor. Después de la mamografía, supe que todo estaba bien, no tenía cáncer. Sin embargo, los dolores que sentía por todo el cuerpo permanecieron y se expandieron.

¿El médico del dolor le explicó bien lo que padecía?

Me explicó claramente que era una enfermedad que la medicina conocía muy poco y que no había nada que la curase. Me dijo que la forma de sentirme mejor la debía encontrar yo misma. Salí de la consulta así, sin prescripción.

No obstante, el médico me dio la dirección de una asociación de enfermos como yo. Me adherí a la asociación, pero hace dos años que se cerró. Honestamente, no habría podido seguir pagando la cuota. No era muy cara, pero mis entradas de dinero se habían empobrecido por culpa de la enfermedad y de tener que dejar de trabajar.

¿Actualmente no trabaja?

He tenido que parar totalmente mi actividad como asistenta materna. En 2001, al cabo de seis meses, me dieron de baja por enfermedad. No podía seguir trabajando por culpa del dolor y el cansancio. Sufro una fibromialgia intensa: siento dolor noche y día. Consigo dormir, pero muy mal, y se me interrumpe el sueño varias veces y a menudo tengo pesadillas. Al despertar, el cansancio sigue ahí, enorme.

¿Se conocen otros casos de fibromialgia en su familia?

Sí. A mi hermana mayor le han diagnosticado fibromialgia. Ha tomado una forma idéntica a la mía. Aunque mi hermana camina mucho mejor que yo. En realidad, yo camino sin sufrir mucho unos quince minutos, siempre que realmente camine y no arrastre los pies.

Mi hija, que tiene 21 años, también padece lo mismo. Me recuerda a mí cuando tenía 18 años, cuando estaba en el mismo estadio de la enfermedad. El médico que consultó, que no es el mío, le ha explicado que los dolores y la fatiga se debían al nerviosismo del día a día, y no a una fibromialgia. Algunos terapeutas evocan la genética en la enfermedad, otros niegan su influencia. En nuestro caso, es preocupante que mi hija reproduzca mi propio estado.

¿Qué impacto ha tenido la enfermedad en su vida familiar?

En casa muchas cosas han cambiado: hay muchos movimientos que ya no hago. Planchar, por ejemplo; puedo planchar tres camisas y basta. Después tengo que tumbarme un rato. Tardo una hora para que el dolor baje a un nivel «correcto». Luego intento hacer cualquier otra actividad.

Preparo la comida, pero ya no cocino. Quiero decir que en el día a día, las comidas son simples, ya no cocino estofado a la *bourguignone*, ternera con crema de leche, ni hago pasteles o cremas caseros, etc. Ahora todo esto se ha convertido en pollo o un asado al horno con verduras en conserva como judías verdes, frijoles, o bistecs con guisantes, menús simples que sólo requieren que esté poco rato de pie frente a los fogones.

En cuanto a la limpieza del suelo, barro una habitación al día cuando puedo y siempre con pausas. Sacar el polvo, pasar el aspirador o limpiar los cristales se ha terminado.

¿Cómo ha reaccionado su familia a la enfermedad?

Antes de 2001, como siempre he sido una persona que no escuchaba su cuerpo, aguantaba la enfermedad sin decir nada. Después, mi marido y mis hijos han entendido muy bien lo que pasaba. He sido afortunada de tener mucho amor a mi alrededor, sino nunca lo hubiese soportado. Mi marido me acompaña a todas partes, al terapeuta, a la asociación, etc.

Respecto a las compras en el supermercado, las hacemos el día que mi marido tiene fiesta. Yo me ocupo de la fruta, las verduras y la carne, luego voy a sentarme en una silla del centro comercial y espero que él termine de comprar.

En cuanto a lavar la ropa, yo la pongo en la lavadora y mi marido la tiende. Plancho en pequeñas dosis, mi marido también plancha. Y también barre y saca la mesa.

Cuando tengo que ir al terapeuta en horas que mi marido trabaja, él se las arregla para poderme acompañar. ¡Realmente, tengo mucha suerte!

¿La enfermedad pesa en su pareja?

A veces la cosa se complica, sí, porque la enfermedad pesa sobre ambos. De vez en cuando discutimos, pero intentamos mantener un equilibrio. Si bien las salidas del domingo son muy limitadas —quince minutos de paseo por el bosque o por la orilla del mar—, no dudamos en salir de vacaciones cuando podemos. A mi marido le encanta ir de vacaciones, es vital para él. Entonces nos las arreglamos. Prevemos con mucho tiempo de antelación el desplazamiento con todo lo necesario, los cojines, la tumbona, etc. En el coche, aguanto sentada un máximo de 30 minutos. Sobre todo viajo en la parte de atrás, tumbada. Cuando tenemos seis horas de viaje por delante, hacemos el viaje en dos días y pasamos la noche en un hotel. Llego extenuada a nuestro destino, por lo quedo completamente destrozada y me paso dos días descansando.

También organizamos alguna comida en el campo de vez en cuando.

¿Cómo describiría su dolor?

Me quema, me pincha, me tritura, me destroza, me aprieta, me estira y me deja el cuerpo muy, muy pesado.

¿Aún le trata el dolor algún médico?

Desde 2003, consulto a un fitoterapeuta endocrinólogo. Me aconseja que no beba leche y evite cualquier producto lácteo y los cereales. Por el contrario, debo comer mucha fruta. A esta alimentación, yo añado pasear, la relajación, la sofrología y los masajes suaves del fisioterapeuta.

¿Se siente mejor?

Aún espero los resultados, pero intento ser paciente, ya que sin duda falta tiempo para constatar una mejora.

Hay otros males que se han añadido a la enfermedad: migrañas, problemas de vista, una falta total de concentración y pérdidas de memoria. Tengo muy mala circulación sanguínea, picores, bastantes dolores de barriga y una alternancia diarrea/estreñimiento. Un día, incluso tuve una infección renal sin darme cuenta, porque la fibromialgia me da dolor de barriga y de espalda, por lo que creí que estos dolores se debían a esta enfermedad.

Por supuesto, esta infección me fatigó aún más.

¿Qué hace durante los momentos de reposo?

Siempre tengo la televisión o la radio encendidas. El sonido no está muy fuerte, porque el ruido algunos días me molesta. Leo. Ya no voy a la biblioteca, leo las revistas que compro. Aunque no la mire, la televisión está encendida: para mí es una presencia porque a menudo estoy sola y la soledad es pesada y me baja la moral.

¿Echa en falta su actividad profesional?

Sí, claro. Echo mucho de menos trabajar. Cuidaba a niños en casa, hasta tres o cuatro a media jornada. Me encantaba esta relación con los niños. Al llevar los niños a la escuela hice amigas. No poder disfrutar de todo esto es mi mayor dolor. Es terrible tener que estar en casa descansando todo el tiempo. Lo vivo muy mal. No puedo ni conducir... Esta fatiga es muy avasalladora.

¿Tiene contacto con amigos?

Tenía amigas, pero como ya no podía salir, físicamente, se han alejado. Al principio, me llamaban algunas veces, después ni eso. Los amigos han desaparecido. Solo queda uno, fiel a sus visitas. Nuestra amistad incluso se ha reforzado.

Últimamente, he vuelto a ver a otra amiga. No se atrevía a venir a verme o a llamarme por miedo a molestar mi descanso.

Mi hermana y yo nos llamamos regularmente.

¿Siente la necesidad de un apoyo psicológico?

Sí, la he sentido. Pedí asistencia psicológica. Voy a menudo al psiquiatra. No me ha prescrito ningún medicamento. Hablo, sobre todo. Hablamos juntos del pasado, intentamos buscar problemas psicológicos que pudieran ser anteriores a la enfermedad. Confío en este psiquiatra. Hablar con él me hace bien.

¿Qué consejos le da su psiquiatra?

Me dice que no me quede demasiado en casa, descansando, que camine, aunque solo sean diez o quince minutos al día. No me quedo nunca tumbada todo el día, sé que debo levantarme de la cama como sea. Incluso en los peores momentos, siempre me he levantado por la mañana. Intento no dejar que el dolor me invada, pero, en mi estado, por desgracia, es muy difícil.

¿Qué sentimientos le genera la enfermedad?

A menudo me siento frustrada, enfadada. Mi terapeuta me lo había dicho: «Pasará por varias fases, entre ellas, la rabia.» Yo creo que es necesario conservar un poco de esta rabia para mantener la esperanza y llegar a luchar contra la enfermedad. Siempre me siento muy amargada sobre la existencia: no poder salir, hacer lo que quiero. Cuando mis hijos ya eran mayores, quería cambiar de trabajo, hacer como las demás mujeres, ir a trabajar fuera de casa. Se me abría una nueva vida. Y todo fracasó... Ahora lloro mucho. Hay períodos sin lágrimas, pero cuando empiezo, me dura tres días. Puedo llorar días enteros. Entonces aviso a los que tengo a mi lado. Aunque mi dolor me puede hacer llorar o gritar, creo que tener la moral baja me hace llorar aún más.

¿La enfermedad ha modificado su visión de la vida?

Sí, completamente. Ahora voy a lo esencial: comer, estar limpia, querer a los míos. Hablo mucho con mi marido. Es muy paciente. Le digo cuándo me duele, aunque él ya lo ve antes de que se lo diga.

Hemos simplificado nuestra vida en razón de la enfermedad.

Al convertirme en inválida, me he dado cuenta de la dureza de las personas discapacitadas, para las que todo es complicado. Abrir una puerta pesada, por ejemplo, elegir un restaurante con sillas cómodas. A menudo me cuesta que la gente me entienda —cuando pido ayuda para abrir una puerta, por ejemplo— porque la enfermedad no se ve.

¿Cómo cree que la ven los demás?

Hay mucha intolerancia. Yo camino despacio, por ejemplo, y creo que esto molesta a la gente. Por el contrario, puedo encontrar a gente muy comprensiva. Cuando hago la cola en correos, no puedo esperar mucho tiempo de pie y entonces me siento en un rincón. Pues la gente es muy atenta: me llaman cuando me toca para que no pierda mi turno en la cola.

Por desgracia, hay muchos sitios donde no puedes sentarte mientras haces cola. En el banco, por ejemplo. Allí hay otro problema: no es preciso que lo que tenga que hacer sea muy complicado. Si sólo se trata de ingresar un cheque, no hay problema; pero cuando se trata de ingresar dinero no puedo seguir al banquero cuando cuenta, ni siquiera consigo seguir el ritmo de la conversación. Esta dificultad de concentración unida a la fatiga extrema, con la vista mermada, además, me impiden encargarme de este tipo de cosas en el banco.

¿Cómo se ve usted misma?

Ya no reconozco mi cuerpo. He perdido muchísimo peso. Ya no controlo el cuerpo. Lamento mucho no haberlo escuchado hace tiempo. Creo que si lo hubiese escuchado un poco más, ahora no me cansaría tanto al trabajar y no estaría como estoy. Crecí en una familia que vive sin escuchar el propio cuerpo en absoluto.

A pesar de todo, sigue siendo coqueta...

Sí, aún lo soy, pero mucho menos que antes: cuando la fatiga es tan grande que me nubla la vista, no puedo ni maquillarme. Y, además, me falta dinero, porque no trabajo. Sin embargo, las ganas de ser coqueta están ahí. Por otro lado, tengo ganas de todo: salir, trabajar, limpiar los cristales, etc. ¡Pero mi cuerpo no quiere! Siempre tengo la impresión de que me frena. Pero cuando estoy un poco menos cansada, me lanzo. Y es que, dentro de mí, las ganas hierven. Aunque me canse pronto.

En cuanto a la ropa, ya no puedo llevar ropa un poco apretada, ni ceñida (o sea, ¡sexy!). Ya no puedo llevar zapatos de tacón alto, porque me duelen mucho los pies. ¡Mi feminidad se resiente!

¿Qué estimula sus ganas de vivir?

El amor de mis familiares. Por ellos quiero curarme, hacer cosas con ellos. Me aferro a la esperanza de curarme. Espero que algún día tendré una mejor calidad de vida. Mi psiquiatra alienta esta idea. Hay pacientes que mejoran. No sé si algún día me curaré, pero espero al menos obtener una mejora del 70% de mi estado. Una vez, mi psiquiatra me dijo: «Quiere tanto curarse que esto retrasa la curación.» No sé yo...

SU MENSAJE

Me siento culpable, por mis familiares, de estar siempre enferma. Les debo de amargar un poco la vida. Soy consciente de que no es fácil vivir con alguien que siempre está enfermo. Quiero mucho a mi familia y les doy las gracias por su apoyo y su ayuda, y por el amor que me dan todos los días.

Aunque pueda parecer pretencioso, insisto en decir que los enfermos fibromiálgicos son gente muy valiente. Queremos trabajar. ¡Tómense tiempo para escucharnos y ayudarnos! A pesar de que la fatiga nos mengua, somos personas dispuestas a ayudar y a escuchar a los demás. Incluso enferma, para mí, los otros van primero.

En una conferencia sobre la fibromialgia a la que asistí, supe que había enfermos a punto de curarse gracias a «terapias paralelas». ¡Por lo que todavía hay esperanza!

Sarah, 20 años, Morbihan
Esteticista

¿Desde cuándo sabe que sufre de fibromialgia?

Desde hace poco tiempo. Me la diagnosticaron en noviembre de 2005. Mi médico ya había pronunciado ese nombre. Como tenía dolores que las sesiones de fisioterapia no aliviaban, me dijo que fuera al hospital. Allí me hicieron varias pruebas y volví a este hospital tres veces por semana durante seis meses para someterme a reeducación. El médico del hospital al principio no quiso pronunciarse; sólo al final de mi reeducación, y después del test de los 18 puntos, confirmó el diagnóstico sugerido por mi médico de cabecera.

¿Para qué necesitaba esta reeducación?

Hace dos años, una mañana de diciembre me desperté con toda la espalda y el brazo derecho inmovilizados. Seis años antes, me había caído al intentar atrapar a mi gato; quise hacer una voltereta como había aprendido en artes marciales, pero caí mal. Desde ese momento, aparecieron dolores muy vivos en el cuello y en el brazo izquierdo.

¿Este tipo de dolor le era familiar?

Sí, pero menos intenso. Desde muy pequeña, me han dolido las piernas. Siempre me sentía muy cansada. Dormía mal. Mi madre me contó que a la edad de 5 años ya me costaba dormir, que me dormía muy tarde. Siempre es así. Me duermo hacia las 3 o las 4 de la madrugada, aunque esté reventada. Al despertarme, me da la impresión de que no he dormido bastante, porque tengo todo el cuerpo entumecido. Es increíble estar siempre así, cansada.

¿Qué hace hasta las cuatro de la madrugada?

Leo, miro la televisión. Normalmente, me quedo en la cama, pero estar despierta me pone nerviosa y bajo a comer algo.

¿Hay algún acontecimiento de su infancia que pueda ayudar a explicar la aparición de la enfermedad?

Nadie puede decir que haya un factor desencadenante. Sé que a la edad de dos meses me hospitalizaron en estado grave porque me costaba mucho respirar. Mis padres me contaron que estuve a punto de morir y que realmente estuve muy enferma. Sin embargo, los médicos nunca han podido decir que ambas cosas estuviesen relacionadas.

Después del diagnóstico en el hospital, ¿le explicaron qué era la fibromialgia?

No me lo explicaron bien. Me dijeron que esta enfermedad se apoderaba del cuerpo y que no se podía hacer nada. No me aconsejaron ni trataron. Salí del hospital con un nombre para mi dolor, pero sin la más mínima idea de lo que podía hacer al respecto.

¿Ha intentado documentarse por sí misma?

Sí. Como los médicos no parecían conocer esta enfermedad y no me aclaraban nada busqué en Internet. Comprendí que yo debía tomar las riendas. De esta forma encontré la dirección de la Unión de Fibromiálgicos y Dolientes Crónicos de Morbihan. Me puse en contacto con la asociación, que me dio mucha información y me aconsejó que fuera a ver a un reumatólogo.

¿Le prescribió algún tratamiento?

Sí, basado en vitaminas y oligoelementos. Ahora también me sigue un nutricionista: me ha pedido que suprima todos los productos lácteos de mi alimentación. Tomo medicamentos que me provocan somnolencia, pero ningún relajante muscular ya que no me producen ningún efecto.

¿El dolor que siente y la fatiga son más intensos en algunas situaciones?

Lo son durante y después de un esfuerzo, sea el que sea: cuando limpio, camino o estoy de pie largo rato. El dolor puede incluso impedirme caminar totalmente.

¿Se siente comprendida por su entorno?

Vivo con mis padres, que me entienden. Creo que es más fácil para ellos desde que tenemos un nombre para la enfermedad que padezco. Durante ocho años, tuvieron problemas para entenderlo, porque vi a muchos médicos durante ese período y oímos de todo. Que mi dolor era de tipo psicosomático, por ejemplo. De repente, fui a ver a un psicólogo que lo desmintió todo: ¡mi dolor no era el resultado de un problema psicológico!

Tuve suerte, porque nuestro médico de cabecera, que me conoce desde que nací, siempre me ha creído cuando decía que me dolía algo. Siempre me ha tomado en serio y me ha apoyado. Ha hecho todo lo que ha podido para intentar encontrar una explicación a este dolor.

¿Ha habido otros casos de fibromialgia en su familia?

No. Y, además, nunca había oído hablar de esta enfermedad antes de que el médico la mencionara.

¿Profesionalmente, está activa?

Realicé estudios de esteticista y empecé a trabajar en un salón. Como a causa de mis problemas me costaba ocuparme de los tratamientos estéticos, cambié de sector y me convertí en agregada comercial. Pero en ese trabajo tenía que hacer muchas rutas; era cansado y con la espalda y los brazos entumecidos no podía conducir. Primero me dieron una baja, que terminó, y luego me despidieron por ineptitud. Tengo que apuntarme al paro. Me han hablado de la Casa departamental de personas discapacitadas y de empleo adaptado, pero no he reflexionado sobre todo ello.

Más que nada he pensado en abrir, con una amiga, mi propio salón. Ya no puedo hacer tratamientos de estética, porque, para esta actividad, necesito los dos brazos. Ya no tengo el brazo izquierdo paralizado, pero siempre estoy entumecida al nivel del cuello. Me doy cuenta de que los tratamientos de estética ya se han terminado para mí. Mi amiga se ocupará de ellos y yo me encargaré de las ventas y de los papeles. Me encantan las ventas y, además, así me quedaré en mi campo, seguiré estando en un salón de estética.

La enfermedad no parece deprimirla...

Me deprimía cuando no sabía qué tenía. Ahora ya no estoy desmoralizada, aunque haya días en que no me encuentre muy bien. Sin embargo, lo que no me gusta es el hecho de no poder controlar mi cuerpo.

¿Consigue hablar fácilmente de su enfermedad?

No. Ya no hablo de ella. Mis amigos saben el nombre de la enfermedad, pero no los detalles. El tema es doloroso, por eso no lo saco a la conversación. Y, además, soy de las que se lo guardan todo. Me cuesta desahogarme. La asociación a la que pertenezco me estimula para que participe en un grupo de conversación. Iré, pero necesitaré tiempo para hablar. Vendrá poco a poco. Me resulta más fácil hablar de mi enfermedad a gente como yo que a gente que no la padece. No me da miedo hablar. Lo único es que a las palabras les cuesta salir.

¿La han abandonado los amigos por culpa de la enfermedad?

No, en absoluto. Al contrario, nos ha acercado aún más. Incluso están más presentes que antes.

En realidad, la enfermedad no me impide hacer cosas; tardo mucho más tiempo que una persona no enferma, pero lo consigo. Salgo con mis amigos todos los fines de semana, es vital para mí. Si vamos a la discoteca por la noche, me quedo en casa por la tarde y así puedo estar descansada para la salida nocturna. Evito cuidadosamente hacer dos cosas a la vez.

¿Y las artes marciales, sigue practicando este deporte?

Hacía mucho aikido. Ya no me lo puedo permitir porque soy demasiado frágil. Aunque si un día estoy mejor, es posible que vuelva a practicarlo.

¿Cómo ve el futuro?

Tengo novio. Muchas veces me reprocha que no le hable de la enfermedad. Él preferiría conocerla. En el plano afectivo, no tengo inquietudes. Vivo como todos. Los fibromiálgicos necesitan encontrar a alguien comprensivo. Tengo suerte, tengo a alguien que me comprende.

Pero me da miedo el futuro en mi vida profesional. No sé cómo irá con el trabajo. Espero que mi cuerpo lo soporte.

Aparte de los tratamientos, ¿hay algo más que la ayude?

Las pequeñas cosas de la vida cotidiana me ayudan a rebajar el dolor, como aplicar una compresa caliente donde me duele, sentarme o tumbarme. Aprovecho el descanso para escuchar música, y leo mucho.

¿Qué expectativas tiene con respecto a la enfermedad?

Me gustaría encontrar un tratamiento que me permitiese tener un cuerpo de 20 años en lugar de uno de 70. Lo ideal sería dejar de sentir esta fatiga y este dolor. A pesar de todo, se aprende a vivir con ellos y se consigue.

Me gustaría que los médicos supieran hablar mejor de la enfermedad a sus pacientes y pudieran decirles dónde tienen que ir para recibir ayuda. Pero hoy por hoy, nadie nos dice a dónde dirigirnos...

SU MENSAJE

Se aprende a vivir con la enfermedad. Hay que mantener la moral alta, tener mucha voluntad y saber que no estamos solos. Claro que es duro, pero se puede conseguir. La enfermedad no nos impide vivir: sólo hay que organizar el tiempo en función de ella y no desmoralizarse.

Gérard, 42 años, Deux-Sèvres
Profesor de filología clásica y educador

¿Desde cuándo siente dolor?

Lo sufro desde hace cuatro años y hasta diciembre de 2005 no supe de qué se trataba. He tenido episodios de dolor que no duraron y que he olvidado. Pero en marzo de 2005 fue de mal en peor. El médico del centro del dolor al que iba ya no sabía qué hacer. Terminó diciendo que yo no tenía suerte.

¿Cómo le diagnosticaron su fibromialgia?

Mi mujer y yo pensábamos que mi estado estaba relacionado con un problema inmunitario. Mi esposa envió toda mi historia médica al departamento de inmunología del hospital Georges Pompidou en París, un poco como quien tira una botella al mar. Una doctora de ese hospital nos llamó para decirnos que mi caso no entraba en sus servicios. Nos dirigió amablemente a una colega de la mutua Montsouris, también en París.

Allí me atendieron muy bien, con mucha amabilidad. Los médicos me escuchaban, estaban abiertos. Me tranquilizaron. De octubre a diciembre de 2005, pasé tres veces diez días en esa institución. El jefe de medicina interna me diagnosticó fibromialgia en diciembre de 2005.

¿Qué tratamiento siguió?

Me daban un antidepresivo-analgésico en perfusión, una vez al día. Cuando llegué, no podía caminar, iba en silla de ruedas. Gracias al medicamento pude volver a caminar al cabo de una semana. Volví a sentir la vida dentro de mis miembros. ¡Fue una gran victoria!

¿Y qué tratamiento sigue actualmente?

Tomo un medicamento morfínico que se libera lentamente dos veces al día. También tomo comprimidos de morfina de liberación rápida cuando me duele mucho, que me alivian rápidamente el dolor. También consumo fármacos que tratan los efectos secundarios de la morfina; por ejemplo, para favorecer el tránsito intestinal. Éste es el tratamiento prescrito por el instituto, que tomé desde que volví a casa. Pero, como empecé a empeorar, mi médico, además, me recetó antiepilépticos para tratar el dolor neurológico, tres veces al día.

Son medicinas muy fuertes que comportan pérdida de atención y ausencias. A veces me cuesta expresarme porque no encuentro la palabra exacta. No comprendo lo que leo de una forma perfecta y rápida. Me siento muy cansado.

¿Hace otras cosas para intentar estar mejor?

También consulto a otro médico alergólogo y nutricionista en La Baule. Ha empezado un tratamiento de suplementos alimentarios. Tomo vitaminas, sales minerales, gránulos para favorecer un terreno más neutro, esencias que eliminan las toxinas, azufre, cobre, manganeso, etc. Este tratamiento parece hacerme bien, pero no me pagan los productos y, sólo en suplementos alimentarios, me gasto 200 euros al mes. Hay que tener dinero para cuidarse.

Como mi médico practica la acupuntura, cada martes me la aplica durante media hora o cuarenta y cinco minutos.

También voy a un psicoterapeuta que hace hipnosis para relajarme y limitar el dolor. Aunque es caro: 40 euros por sesión.

Pero me los devuelve la Seguridad Social. Cuando tengo una crisis fuerte, a mi psicoterapeuta le cuesta encontrar algo que me ayude un poco. No puede hacer nada por mí. Además, tiene la consulta en el tercer piso de un inmueble sin ascensor, por lo que no puedo ir porque me resultaría muy duro. A veces, él viene a verme, pero en esos casos la sesión sólo dura veinte minutos y no es suficiente para mejorar mi estado.

También hago sofrología todos los lunes durante una hora, en una asociación de Niort.

Tengo cuidado en comer de forma sana. Verduras biológicas, buena carne. Evito todo lo que es ácido: los lácteos, los cítricos y los tomates.

¿El tratamiento básico se lo paga su seguro de enfermedad?

Sí. Las medicinas son muy caras, pero como tengo una enfermedad de larga duración, se hacen cargo del 100% de los gastos.

¿Hay miembros en su familia afectados por la fibromialgia?

No. En realidad, yo no conocía esta enfermedad antes de que me la diagnosticaran.

¿Le parece que hay un factor desencadenante?

Cuando sentí dolor por primera vez, hace cuatro años, me trataron con cortisona y desapareció. Esta gran crisis apareció después de que el dentista me pusiera una corona dental con una amalgama de cromo y níquel. Resulta que soy muy alérgico a estos dos metales. Algunos médicos creen que puede haber un factor desencadenante de naturaleza alérgica en la fibromialgia, pero otros se oponen a esta idea. No sé qué me la causó. Precisamente tengo que ir al hospital de Angers para hacerme pruebas de alergia. Ya veremos... El dentista me asegura que esta amalgama no tiene nada que ver con mis problemas de salud. Y cuando le pido que me la saque, se niega, aduciendo que sacarla podría producir pequeños polvos que podrían ser aún más nocivos que la corona en sí, desencadenando, por ejemplo, una gran crisis. ¡Su razonamiento es contradictorio!

Hace dos años, cuando el dolor se hizo persistente, acababa de vivir un período de gran presión tanto en el plano familiar como en el profesional. No sé si las dos cosas pueden haber estado relacionadas.

Antes de que me diagnosticaran la fibromialgia, tenía una crisis de dolor cada vez que bebía medio vaso de vino blanco o una copa de champaña. Mi nutricionista me recomendó que dejara estas bebidas.

¿Puede describir su dolor?

Está presente todo el tiempo y por todo el cuerpo. Cuando estoy en plena crisis, tengo la impresión de que me muelen a palos, como si me torturaran en una rueda giratoria de la Edad Media. El dolor va desde los párpados hasta el dedo gordo del pie, pasando por todos los músculos del cuerpo.

La enfermedad es como un león, y yo intento meter al león dentro de una jaula. Cada acto para combatirla es un barrote que le pongo a la jaula. La morfina es uno de esos barrotes.

¿Se ha documentado por sí mismo sobre la fibromialgia?

Sí, he intentado informarme en Internet desde que supe lo que padecía. Además, me sentí aliviado porque había buscado sin éxito durante cuatro años y, en estos casos, piensas en toda clase de enfermedades.

Encontré, en Vannes, en la región donde viven mis suegros, a los que a veces visito, una asociación de enfermos con la que me puse en contacto porque me parecía que ofrecía muchas cosas interesantes: sofrología, grupos de conversación, etc. Me hice socio. Como vivo lejos, sólo voy a una reunión de cada dos. Me

gustan los grupos de conversación que conduce un psicoterapeuta. Puedes hablar de ti, soltar el peso de tu enfermedad, recibir información de otros participantes, consejos prácticos o escuchar testimonios de gente que siente más o menos lo mismo.

¿Su fibromialgia ha tenido impacto en su vida fami-liar?

Tengo mujer y dos hijos de 6 y 8 años. Siempre hemos estado
muy unidos. Desde la llegada de la enfermedad, las relaciones
se han estrechado aún más. Nos hemos centrado en la familia.
Me ayudan mucho, moralmente, y también en la vida práctica
del día a día. Mi madre ahora vive cerca. Mis suegros siempre
me han ayudado. Era mi suegro el que venía de Bretaña a bus-
carme a Niort en coche para llevarme a París a los tratamientos.
  Mi familia está muy presente y es muy comprensiva. Es lo que
me salva, sino, no creo que hubiera podido hacer el esfuerzo de
luchar contra estos dolores.

Entonces no está deprimido...

No. Hago lo que puedo para ser luchador, para no dejar que la
angustia se instale. Confieso que, a veces, tengo ganas de clau-
dicar, pero tengo a mi familia, mis hijos, y, por ellos, no tengo
ningún derecho a abandonar. Así que el valor vuelve enseguida.

¿Habla sin problemas de su fibromialgia?

Sí, con mis colegas, mis amigos. Pero hablo sin extenderme. Sólo
quiero que la gente entienda que hay cosas que ya no puedo hacer.

¿Qué impacto ha tenido la enfermedad en su vida profesional?

Al principio me dieron una baja de un mes. Pero la cosa no se arreglaba. Al cabo de tres meses de esta situación, económicamente, estoy a medio tratamiento. He preparado un historial para la inspección académica. Me concedieron un permiso de larga enfermedad hasta la primera quincena de junio. Puede prorrogarse en función de mi estado de salud. Puede ser que me paguen todo el tratamiento durante dos años.

Me gustaba mucho mi trabajo, mis alumnos. Los echo mucho en falta. Ya no tengo vida social ni profesional. La enfermedad lo ha reducido todo a la nada.

¿Sus amigos y colegas han roto su relación con usted?

En absoluto. Mis colegas me llaman y vienen a verme a veces. Con mis amigos, siempre nos invitamos. Cuando iba en silla de ruedas me daba miedo la mirada de los demás. Hice como el gato que se esconde: pedí a mis amigos y a mis colegas que no vinieran a verme. Pero desde enero me vuelvo a mostrar. Todos los domingos veo a alguien. También durante la semana. Nadie me ha rechazado. Mis alumnos me han escrito una carta magnífica que me ha hecho mucho bien.

¿Cómo compensa esta pérdida de actividad profesional?

En casa leo mucho: novelas, poesía, ensayos. Encargo libros por Internet. Como este año está dedicado a Mozart, leo libros sobre él. Y he comprado la integral de todas sus obras. Escucho mucha música. Cuando puedo, toco el piano, un poco.

Desde que mi madre está cerca, tengo chófer. Puedo salir a pasear, salir de casa, mientras que hace dos meses pasaba todo el día solo y sedentario. Los fines de semana o por la noche, salgo con mi esposa. Vamos a ver a algún amigo o a cenar a una crepería.

Ya no trabajo, así que me divierto de otra forma. Intento no dejarme abatir. Es la clave. Pero hay que estar bien rodeado para ello.

¿Qué expectativas tiene?

En París, los médicos me dieron a entender que me llevaría tiempo, pero que un día ya no me dolería; aunque hace poco supe que la fibromialgia no se cura. En la asociación a la que pertenezco me dijeron que no hay, hoy por hoy, ningún remedio milagroso. Esto me ha trastornado. Así que espero que se hagan investigaciones sobre la fibromialgia, al menos en Francia, ya que en otros países, como en Canadá, Estados Unidos y Alemania ya hace tiempo que se realizan. Espero algún progreso de la ciencia que permita saber las causas de la enfermedad para tratarla mejor.

También espero poder volver a trabajar. Me digo a mí mismo que con todo lo que hago, los medicamentos, la acupuntura, etc., llegará un momento en que el león quede encerrado en la jaula. Todos los días me digo que todo va a mejorar. Cuando estoy en un buen momento, sin mucho dolor, aprovecho a fondo los pequeños instantes de felicidad. Cuando me encuentro en un vacío, en plena crisis, me digo que ya no puede ser peor.

SU MENSAJE

Uno de los secretos para sentirse mejor es no dejarse abatir. Hay que hacer muchas cosas para atajar el dolor.

También es necesario conseguir encontrar placer en cualquier parte, a pesar de la enfermedad, ya sea en el amor de la familia, en la lectura de un libro, escuchando un poco de música...

Maïté, 21 años, Alto Rin
Animadora sociocultural

¿Cuándo le diagnosticaron la fibromialgia?

El diagnóstico lo hizo en mayo de 2005 un médico internista.

¿Consultó a muchos médicos antes de que se la diagnosticaran?

Sí, en total unos diez. Fui a un otorrinolaringólogo por los acúfenos, a un neurólogo por el terrible dolor de cabeza, a un reumatólogo por el dolor de rodillas y manos y otros miembros y a un estomatólogo por el dolor de la mandíbula y las orejas. Además de los dos médicos de la consulta de medicina general y otro médico de medicina general en otra parte.

Para el neurólogo, eran fantasías mías. El otorrinolaringólogo ponía en duda algunas de mis afirmaciones. El reumatólogo admitía que había algo extraño, pero no fibromialgia. Para el estomatólogo, el problema venía de la mandíbula. Y para los diferentes generalistas, me debería haber tratado un psiquiatra. Sin embargo, yo estaba segura de que no fantaseaba: el dolor era real y aún lo es. No me invento que no puedo levantarme; mi mano o mi pierna no se hinchan durante más de un mes porque sí.

¿Desde cuándo siente exactamente este dolor?

La primera vez que consulté a un especialista fue en mayo de 1995. Pero creo que realmente empezó cuando tenía 11 o 12 años, y se agravó en octubre de 2004, y luego en junio de 2005.

¿Puede describirlo?

Es difícil de describir. Está por todas partes y en ningún sitio al mismo tiempo. Va de un miembro a otro sin que sepa cuando dejará de dolerme en un sitio o en otro. Los músculos me tiemblan y a veces me pican (podría rascarme hasta hacerme sangre); otras veces, tengo la impresión de que me dan un puñetazo. Tengo sofocaciones, los ojos me duelen mucho, siento como si me tiraran de los nervios por debajo del ojo y mis manos se hinchan a menudo. A veces me parece como si la piel se me desgarrara, de lo terrible que es el dolor.

Con todo este dolor, me siento terriblemente cansada. De un momento a otro, me siento incapaz de caminar y me cuesta subir las escaleras. O bien necesito dormir durante algunas horas. Sólo dormir, cuando sientes dolor, es un ejercicio extremadamente difícil. A veces me duermo sentada. Paso muchas noches en blanco. Cuando duermo tengo la impresión, al despertar, que no he dormido nada.

¿Sus dolores son más intensos en determinados períodos?

Son más intensos cuando llueve. Aún es peor si nieva. También tengo problemas cuando hace demasiado calor. Si la primavera pudiese durar todo el año, sería perfecto. Me duele más cuando hago algo: puede ser solamente caminar, ir a una tienda o subir una escalera. Finalmente, si me pongo nerviosa o si tengo que apresurarme, sólo el estrés ya me causa más dolores.

¿Qué tratamientos ha seguido?

He seguido muchos tratamientos. Nunca han funcionado. He tomado un montón de medicamentos durante años, desde el paracetamol a la morfina, pasando por los opiáceos y los antidepresivos.

¿Qué tratamiento sigue actualmente?

Actualmente no sigo ningún tratamiento médico. No veo qué interés puede tener tomar medicinas que no me alivian nada.

¿Su enfermedad la deprime?

Mi enfermedad es difícil de llevar, pero, arreglándome como puedo, consigo ser feliz. Lo que me deprime no es la enfermedad, sino las cuentas que tengo que rendir a la administración, las pruebas médicas, los médicos que no entienden hasta qué punto sufro.

¿Lo habla con la gente de su entorno?

Lo hablo, pero no lo digo todo. La gente no lo entiende, porque mi enfermedad no se llama ni sida ni cáncer. Digamos que hablo de mi fibromialgia con parsimonia.

¿Tiene algún apoyo psicológico?

Apoyo psicológico son palabras mayores. Veo a un psiquiatra, pero debo confesarle que no entiendo su proceso. Debería ver a esta mujer cada dos semanas, pero tiene demasiados pacientes. Así que la veo cada tres semanas, a veces cada dos meses. Así no se puede ver ningún proceso constructivo. Cuando me quejo, tengo la impresión de que no tengo ningún derecho a hacerlo porque me dicen: «Tienes que entenderlo, ya no eres como antes.» Pero es que eso ya lo sé. En realidad, sólo me quejo en el despacho de mi psiquiatra. Pero allí, no puedo decirle que ya estoy hasta las narices. O tal vez sí debería tener el valor de decírselo.

No quiero agobiar a mis familiares con mis problemas.

¿Es miembro de alguna asociación de enfermos?

Sí. Y me ayuda mucho, me siento menos sola. Esta asociación de fibromiálgicos es muy dinámica. Su presidenta, que también está enferma, posee una gran voluntad de dedicación.

¿Qué impacto tiene la fibromialgia en su vida privada?

Bueno, la situación es difícil de controlar. Intento sonreír tanto como sea posible. Evito hablar de mi enfermedad o de los diversos dolores demasiado a menudo, porque me pasaría el día haciéndolo. Mi familia está pendiente de mí, mi novio es muy atento.

¿Qué impacto tiene la enfermedad en su vida profesional?

Mi vida profesional se ve completamente afectada. Yo estaba desbordante de vida, las jornadas de trabajo de doce horas no me daban miedo. Cuando eres animadora, debes dejar los problemas personales de lado. Pero en julio de 2005 acabé en el hospital con 9 de tensión arterial. Había trabajado sólo treinta y cinco horas por semana o incluso un poco más, pero fue demasiado.

Cuando estás enferma, no tienes que decirte: voy a hacer lo mismo que los demás. Hay que decirse: haré lo que pueda. No puedo hacer el mismo trabajo que antes, debo hacer algunos ajustes. Un trabajo a media jornada sería lo mejor, y espero que lo aguantaría. Me gustaría seguir trabajando en el mismo sector. Es importante para mí. Me gusta mi trabajo.

¿Cómo lleva la vida social?

Las salidas con las amigas son limitadas. En realidad, casi no salgo. A la gente le cuesta entender que no pueda, en el último momento, por ejemplo si me han llamado media hora antes, ir a una cita. No puedo recriminárselo.

Para la mayoría de la gente, ir a la compra es simplemente una lata. Para mí no es una lata, es algo casi imposible. Me cansa mucho.

Antes veía a mucha gente, ahora me paso el día entero sola durante toda la semana.

¿Su fibromialgia le impide hacer determinadas actividades que le gustaban?

Ya no puedo montar en bicicleta, ni practicar *roller*, ni jugar a fútbol, ni ir de excursión. Son esfuerzos físicos demasiado intensos. Si practico una de estas actividades, tardo unos cuantos días en recuperarme. Tampoco puedo ir de compras.

Por el contrario, el hecho de ser más sedentaria me ha permitido hacer otras cosas, leer más, hacer más bricolaje... pero son actividades solitarias. También voy a la piscina, sólo una media hora, porque luego estoy demasiado cansada.

¿Se siente comprendida por su entorno?

Depende. Mis padres, mi hermana pequeña y mi novio intentan entenderme. En cuanto a los amigos, unos me entienden y otros no.

¿Se ha documentado sobre la enfermedad?

Sí, me he documentado durante mucho tiempo y aún lo sigo haciendo. He leído dos libros sobre fibromialgia. Sin embargo, hay que saber escoger bien los artículos que se leen, sobre todo en Internet. Hay de todo y de cualquier forma.

¿Cree que los médicos le han explicado bien lo que padece?

No. Ceo que no se puede contar con ellos. Si yo no hubiese insistido y luchado por averiguar la enfermedad que padezco, seguramente estaría en una residencia. Ya sería hora de que los médicos rompiesen la barrera. No soy tonta, espero que me lo expliquen. Cuando nos prescriben una medicina, no nos cuentan nada. Me gustaría saber por qué el médico me da una determinada medicina y sobre qué ésta va actuar. A menudo tengo la impresión de que nos toman por personas incapaces de comprenderlo, con poco juicio.

¿Qué hace usted para sentirse mejor?

Sofrología. Pero bueno, eso no me quita el dolor, sólo me permite relativizarlo.

Desde que la padece, ¿su enfermedad ha evolucionado?

Sí: al principio solo tenía dolores pasajeros; ahora, tengo dolores constantes. Hay días en que no soy capaz de desplazarme, otros en que me desplazo con la ayuda de una muleta. Antes, cuando estaba sentada podía aguantar varias horas; ahora, al cabo de media hora tengo dolores insoportables.

¿Cree que su fibromialgia está relacionada con un acontecimiento concreto?

Me gustaría que no me volvieran a plantear este tipo de preguntas. Un enfermo de cáncer también puede ver su enfermedad como el desencadenamiento de un choque psicológico, pero se le trata. Si mi enfermedad tuviera que relacionarse con una agresión exterior, en mi opinión debería ser con las vacunas. Pero no estoy segura. De todas formas, nunca nadie me lo confirmará.

SU MENSAJE

Hay que luchar. Y también tenemos derecho, de vez en cuando, de derrumbarnos, también es importante, es natural. Hay que tener claro que un día sabremos qué causa nuestra enfermedad. Entonces no tendremos que luchar tanto con los médicos y las instituciones.

Es muy difícil que una persona que nunca ha sufrido como nosotros comprenda hasta qué punto la enfermedad nos pone en una situación de inferioridad. Yo no soy ni holgazana ni una quejica. Me gustaría pedir a los demás que fuesen tolerantes y pacientes, que nos tendiesen la mano porque lo necesitamos. De hecho, que no nos pidan lo que no somos capaces de hacer. Que paren de decirnos «si quieres, puedes», porque creo que, con nuestra enfermedad, la voluntad está, pero el problema es que el resto no la sigue.

Danielle, 59 años, Alta Garona
Profesora de educación física

¿Tardaron mucho en diagnosticarle la fibromialgia?

Me trataron como a una afectada de poliartritis reumatoide desde 1995 hasta 2003. Me hicieron un escáner, radiologías, extracciones de sangre y me prescribieron un tratamiento fuerte. Cuando dejé París para instalarme en la región de Tolosa, tuve que cambiar de reumatólogo. Mi nuevo médico me dijo que, por mi historia médica y la prueba que me acababa de hacer, él creía que no tenía poliartritis. Me hizo otra extracción de sangre.

Y, en efecto, el síndrome inflamatorio no se correspondía con el de una poliartritis. Concluyó que era fibromialgia y me pidió que dejara de tomar las medicinas para la poliartritis. Me tranquilizó: «No se inquiete, a fin de cuentas será menos invalidante que la poliartritis. Pero la Seguridad Social no reconoce la fibromialgia». Era agosto de 2003. El reumatólogo verificó los puntos de sensibilidad: todos me dolían. Me dio una explicación razonable, pero también me dijo que no se sabía gran cosa sobre la enfermedad.

¿Ya había oído hablar de la enfermedad?

No, era la primera vez. Nadie en mi familia ni en mi entorno la padecían.

Pero, al reflexionar, pensé que a mi madre le dolía todo. Decíamos que eran «sus reumatismos». Su propia madre había padecido lo mismo. ¿Era fibromialgia o no? Siempre será un enigma.

61

¿Qué tratamiento le prescribieron?

Tomo un antidepresivo que rebaja el umbral de dolor y me va muy bien y una medicina para los músculos y las articulaciones de los miembros inferiores, que alivia con eficacia las piernas, los pies y las caderas. También tomo paracetamol con muy buenos resultados. El tratamiento médico va a cargo de la Seguridad Social, salvo la medicina para las piernas que no me lo abonan desde el 1 de marzo de 2006.

¿Todavía trabaja?

Estuve dos años de baja por larga enfermedad, con una prolongación hasta marzo de 2004. Luego, un año completo enferma. Desde el 25 de marzo de 2005, la Educación nacional me puso en excedencia, es decir, que mi puesto no puede estar vacante y aún soy la titular, pero, en cuanto al salario, no cobro nada. Me digo que no me puedo quejar porque soy funcionaria; la gente que sólo cobra el Ingreso Mínimo de Inserción se encuentra con problemas económicos terribles.

Administrativamente, sin embargo, tengo muchos problemas. Como también padezco del síndrome de Gougerot-Sjogrën, un síndrome «seco» caracterizado por una falta de saliva y de lágrimas, que está reconocido por la Seguridad Social, intento obtener una ayuda haciendo hincapié en este síndrome.

¿La fatiga y los dolores ya estaban antes de 1995?

Después del nacimiento de mi primer hijo, empecé a padecer lumbalgia. Tengo dolores en la espalda desde los 22 años. El médico se pregunta si la fibromialgia no estaba ya instalada en aquella época. Hacía deporte a un nivel bastante elevado y, físicamente, con los alumnos, había que hacer grandes esfuerzos. Los dolores llegaron progresivamente. Cuando tenía 35 o 40 años, tuve un problema en el hombro. La evolución de la enfermedad fue lenta y bastante dolorosa.

¿Qué siente?

Por la mañana, necesito entre media hora y cuarenta y cinco minutos para estirar las manos, que me duelen y están hinchadas, y los hombros. Siento un cansancio increíble en los movimientos: el simple hecho de levantar un brazo es difícil. La fatiga se genera con el dolor y la falta de sueño reparador. El dolor me despierta por la noche, cuando me giro, y luego ya no consigo volver a dormir.

¿El dolor es más intenso en situaciones concretas?

Es muy aleatorio: hay mañanas en que me siento bien al despertar y, otras, en las que nada funciona. La fibromialgia es una enfermedad imprevisible. Aunque el día haya empezado bien, por alguna razón desconocida todo puede irse al traste en cualquier momento. Hay días en que me siento en forma y me pongo a limpiar, pero al cabo de media hora ya no puedo más y mi marido tiene que terminar la tarea.

Me hice una resonancia magnética y un electroencefalograma. Los resultados no eran nada normales. Parece que la materia blanca está afectada y que las señales del cerebro no son normales. Podría haber un mal funcionamiento de los neurotransmisores. Creo que los médicos cada vez están más convencidos de la relación de la fibromialgia con el funcionamiento del sistema nervioso central.

¿Ha intentado documentarse por sí misma?

Justo después del diagnóstico de agosto de 2003, mi nuera buscó información en Internet y me la mandó. El año siguiente, en enero, leí en un periódico el anuncio de la asamblea general de una asociación de fibromiálgicos de mi región. Fui y me hice miembro de la asociación, a la que aún pertenezco, para conocer mejor mi enfermedad.

Además del tratamiento médico, ¿qué hace para sentirse mejor?

La reeducación en piscina me ha ido muy bien. Ya no caminaba con normalidad y me daba mucho miedo quedarme inválida. Era muy desmoralizador. Había perdido mucha capacidad física. Era cada vez más duro aceptarlo ya que, por mi trabajo, siempre he sido muy activa.

Poco a poco, aprendí a arreglármelas. Sé que si tengo alguna actividad por la mañana, debo descansar por la tarde.

¿Cómo se siente respecto a su enfermedad?

Acabas aceptándola y viviendo con ella. No estoy enfadada. Simplemente sé que hay días que son mejores que otros. Ahora consigo caminar un poco y es genial. Esta mañana quería trabajar en el jardín (cortar los rosales, quitar las malas hierbas), pero he tenido que parar al cabo de media hora.

¿Su familia ha admitido espontáneamente la enfermedad?

Al principio no fue fácil. Hubo una fase de adaptación. Mi marido y yo salimos menos. Como es hogareño, no le importa mucho. Por el contrario, a mí, que me gustaba mucho moverme, me ha costado aceptar que las cosas han cambiado.

¿Cómo ha adaptado su día a día a la enfermedad?

No puedo estar demasiado tiempo de pie e inmóvil, por lo que evito tener que hacer cola. Para ir de compras, me busqué un carrito porque ya no tengo fuerzas en los brazos para llevar bolsas.

En París, vivíamos en un piso y era un calvario subir las escaleras. Aquí nos hemos hecho construir la casa a ras de suelo.

Aún conduzco. Si estoy bien sentada, los pequeños trayectos no son un problema. Pero no puedo hacer cinco horas de viaje.

Cuando hablo por teléfono, debo cambiar a menudo de mano para aguantarlo, ya que el codo y la mano no tardan en dolerme. Mantenerme en la misma posición nunca es bueno. Tengo que tener una cierta movilidad, porque cuanto menos me muevo, más me duele.

¿Qué hace durante las fases de reposo?

En general descanso por la tarde. Leo, miro la televisión, hago un poco de punto de media y luego descanso. Tres veces por semana, paseo durante una hora u hora y media con una vecina. Si me siento bien, intento caminar un poco más deprisa.

¿La soledad es muy pesada?

Sí, porque me comunicaba enormemente con la gente, me dedicaba mucho a los demás, aparte del trabajo. Me ocupaba de un club deportivo. Hoy en día mis contactos sociales regulares se limitan a las actividades de la asociación de fibromiálgicos a la que pertenezco. Me planteé en algún momento inscribirme en algún club, pero renuncié porque sé que no siempre estoy en forma, y, además, no me gustaría oír cómo me compadecen.

Moralmente, lo llevo bien. Pero me ha costado mucho admitir que tengo que jubilarme. A los 55 años, no estaba preparada psicológicamente para ello. Sin duda, fue más duro admitirlo que el hecho de aceptar que no podría volver a estar en contacto con mis colegas.

¿En la escuela, cuál fue la reacción de su entorno frente a su fatiga?

Todos fueron muy conscientes de lo que me pasaba. Era evidente que no estaba bien, se veía. Mis alumnos siempre me preguntaban cómo estaba. La última vez que fui a esquiar con mis alumnos, sentía tanto dolor durante el trayecto del chalet a las pistas que me puse a llorar.

Mis colegas se dieron cuenta de que ya no podía realizar mi trabajo físicamente. No podía ni hacer un pase de voleibol, ni levantar el brazo, etc.

¿Se ha creado un vacío social a su alrededor?

Tengo la suerte de contar con muy buenos amigos que nunca me han dejado de lado. Por el contrario, los colegas del trabajo al principio llamaban, pero después dejaron de hacerlo. Te das cuenta de que en el trabajo no eres gran cosa, de hecho, ¡te olvidan fácilmente! No obstante, mis colegas de educación física mantienen el vínculo.

Hablo mucho por teléfono: cada viernes por la tarde, atiendo el teléfono de la asociación. Me llaman también los demás días, pero pongo el contestador y dejan el mensaje. Cuando una voz en el contestador me parece muy angustiada, llamo yo misma a la persona. Hablo con fibromiálgicos que están en una situación económica imposible, porque no tienen trabajo, han tenido que vender su casa o porque su cónyuge o compañero(a) los ha dejado. También hay gente sola que tienen hijos de corta edad, y es dramático. Entonces me digo que viven en situaciones más difíciles que la mía. Yo tengo la suerte de tener a mi lado a mi marido y a mi hijo, que vive justo al lado con su mujer y sus hijos.

¿Qué expectativas tiene en relación con la enfermedad?

Me gustaría que pronto se encontrase un tratamiento que pudiera aliviarnos un poco más. ¡Es cansado sentir siempre dolor!

SU MENSAJE

A las personas que sienten dolor físico y sufrimiento moral, económico, administrativo, quiero decirles: ¡No os quedéis solos! Porque la gente sola, cuando se siente en el fondo del agujero, tiene ideas suicidas. Es necesario comunicarse, hablar, llamar.

La enfermedad es tan imprevisible que por fuerza habrá días mejores. Hay que mantener la esperanza. Porque si mejoramos, podremos encontrar un trabajo, reconstruir nuestro entorno.

Dentro de la desgracia, si tenemos la suerte de padecer otra patología (un problema diabético, pulmonar, cardíaco...), podremos obtener una invalidez. Y entonces no deberemos dudar en hacerlo. Es penoso tener que decir esto, porque por sí misma la fibromialgia ya es invalidante. Pero no se reconoce como tal. Evidentemente, los expertos médicos normalmente son conscientes de la enfermedad, pero deben ceñirse a lo que marca la ley. Tal vez tengan más medios que nosotros, los enfermos, para hacer escuchar la voz de la enfermedad con más eficacia y que las cosas se muevan. Por eso mi mensaje también va dirigido al mundo médico.

Martine, 49 años, Alto Rin
Secretaria

¿Cuándo le diagnosticaron la fibromialgia?

En 1994, después de un largo recorrido que duró dos años y medio. El diagnóstico fue «síndrome de fibromialgia como consecuencia de una enfermedad de Lyme» (transmitida por las garrapatas, lo que es muy frecuente en nuestra región). La enfermedad de Lyme fue el detonante de la fibromialgia.

Después de una biopsia muscular, que era negativa, el profesor de neurología que me trataba se vio un poco perdido puesto que creyó que se trataba de una miopatía. Fue un colega de mi médico de medicina general quien estableció el diagnóstico, por casualidad. A él le apasionaba la enfermedad de Lyme. Trabajaba en el hospital Hautepierre de Estrasburgo, en el servicio de reeducación. Ha hecho mucho por el reconocimiento de la fibromialgia.

En París, consulté a un gran especialista en fibromialgia que, después de una entrevista muy inhumana («Soy yo quien hace las preguntas, confórmese con responderlas»), me despidió sin ningún comentario, sólo diciendo: «Salga a pasear, monte en bicicleta!». Y yo caminaba con bastón, ya que la enfermedad de Lyme me daba dolores musculares muy fuertes en las piernas y me impedía completamente estar de pie.

¿Desde cuándo exactamente siente estos dolores?

La enfermedad de Lyme provoca mucho dolor. Pero éste se agravó y se expandió en 1992 de forma inexplicable.

¿Puede describirlo?

El dolor de la fibromialgia es más intenso después de un esfuerzo. Por ejemplo, acabo de pasar tres días de reunión tras reunión; desde hace dos días, estoy en un estado de fatiga y dolores generalizados por todo el cuerpo, que los antiálgicos no pueden aliviar.

¿Sigue su actividad profesional?

Antes de la enfermedad, era secretaria. Intenté vanamente mantener mi lugar de trabajo varios años. Me concedieron la invalidez de primera categoría. Pero tuve que jubilarme...
Después creé mi propia asociación de apoyo a los enfermos fibromiálgicos. Es donde trabajo desde entonces. El despacho de la asociación está en mi casa. La fibromialgia me obliga a organizar mi día a día, con dos períodos de reposo: hacia las 13 h y al final del día. En estas condiciones, llego a trabajar de cinco a seis horas al día en el despacho. Algunos días son más duros y hago menos horas (¡si puedo!).
Hace catorce años reaccioné muy deprisa: compré un coche automático. Limito los trayectos a 30 o 40 km. Para ir más lejos, tomo el tren; y si es necesario, busco un chófer.

¿Qué tratamientos ha seguido?

Durante dos años, tomé antibióticos para tratar la enfermedad de Lyme. Luego, para los dolores fibromiálgicos demasiado intensos, empecé con los antiálgicos. Pero solo los tomo cuando no puedo más. Intento recurrir a ellos lo menos posible.
De término medio, tomo de una a dos pastillas por semana, nunca más de tres días seguidos, porque tienen demasiados efectos secundarios. Es un compuesto antiálgico opiáceo y de paracetamol. La asociación de dos moléculas es más eficaz. Pero el medicamento me provoca estreñimientos y algunos picores. Es por precaución, más que nada, que tomo los antiálgicos en muy poca cantidad: me da mucho miedo ir subiendo la dosis, ya que

luego es muy difícil de disminuir. Y es que si me tragara varias pastillas todos los días, llegaría un momento en que el medicamento ya no tendría efecto sobre el dolor.

Aparte de los medicamentos, ¿recurre a otros remedios?

Me doy todos los días un baño caliente y me aplico aceites esenciales. Hago relajación, voy al fisioterapeuta todas las semanas.

Las crisis se suceden a pesar de todo lo que hago. El invierno es especialmente difícil por la nieve, el frío, el viento y la humedad. El cambio de modo de vida disminuye un poco las crisis de dolor, pero el dolor está siempre ahí, ¡preparado para explotar! No puedo hacer muchos esfuerzos físicos, porque luego me pasan factura. Pero me muevo sin parar, no me quedo nunca tumbada durante el día, aparte del momento de la siesta, como mucha gente. El descanso también significa pasear, relajarse.

¿Su enfermedad la deprime?

Hay que aceptar «la fatalidad de la vida». Es un camino difícil y a menudo tengo momentos de rebelión. Me pregunto por qué me pasa. Pero al tener explicaciones sobre la enfermedad, se puede entender y controlar.

Me alivió muchísimo saber que no era la única que padecía esta enfermedad. En realidad, antes del diagnóstico de fibromialgia, la gente me consideraba «una bestia rara». La incomprensión de los médicos frente a mis dolores y la imposibilidad de mi familia de obtener una explicación comportaban enormes problemas. Sólo a partir del diagnóstico te puedes reconstruir.

Yo hablo sin problemas de la enfermedad a mi alrededor, ya que decidí fundar una asociación para dar el mismo servicio a los demás: que no se sientan solos, que encuentren interlocutores que los escuchen. ¡No me daba miedo la dimensión que pudiera llegar a tener la asociación! Gracias a la actividad de la asociación, leo muchos documentos sobre la enfermedad.

¿Siente la necesidad de contar con apoyo psicológi-co?

Sí, voy al centro hospitalario, que ofrece consultas cuando se piden.

¿Qué impacto tiene la fibromialgia en su vida privada y social?

He tenido que dejar la vida activa y social, aceptar tener una vida de anciana, ¡y cambiarlo todo! La enfermedad permite reconstruirse de otra forma, y encontrar paliativos. Era muy difícil cuando mis hijas eran adolescentes; por ejemplo, nunca fuimos a comprar juntas, las esperaba en el bar y pasaba por la tienda a pagar porque no me podía mantener de pie.

Si quiero ir a una fiesta, paro mis actividades con antelación, descanso, me relajo, recobro energías, tomo antiálgicos. Gracias a esto puedo tener una vida social durante varias horas. ¡No es fácil aceptarlo!

¿Ha tenido que renunciar a las actividades que le gustaban?

¡No! He podido conservar ciertas actividades «organizándolas». Todo es cuestión de organización: me dedico un poco a la jardinería, pero después, toca «descanso». Eso sí, he renunciado a las grandes excursiones por los Vosgos, que tanto me gustaban. Me conformo con ir en coche, y pasear un poco.

¿Se siente comprendida por su entorno?

Comprendida, sí. Pero, tanto a mí como a mis familiares, nos cuesta aceptar que dure ya catorce años. Es cansado, y no hay ninguna mejora a la vista.

Es muy difícil, para la familia, controlar una situación cambiante, y, además, que dure tanto. Toda la familia más próxima (padres, cónyuge, hijos, algunas personas no tan allegadas) sabe qué es la fibromialgia. Aunque yo pido ayuda lo menos posible, lo que, al parecer, es algo común a la mayoría de fibromiálgicos. A veces me paso; por ejemplo, a menudo cuido de mi nieto de dos años. Una sola vez le dije a mi hija: mañana no podré, estoy demasiado cansada, deberás tomarte un día libre. Pero cuando lo dije ya era demasiado tarde.

En cuanto a la limpieza de la casa, hace mucho tiempo que resolví el problema porque tengo una mujer de la limpieza que pago con el dinero de mi invalidez. Respecto a la cocina, no preparo recetas faraónicas, y si lo hago, cuento con la ayuda de mis hijas. Mi familia sabe perfectamente que necesito descansar varias veces durante el día.

¿Qué expectativas tiene?

Los médicos que se consultan cuando se sufre, rara vez se toman tiempo para explicarle su enfermedad al enfermo. A partir del momento en que hacen el diagnóstico, el paciente está «perdido». Los servicios hospitalarios no disponen de medios para hacer un seguimiento, ya que el ministerio de Sanidad no reconoce la enfermedad: no hay presupuesto, ni personal. En resumen, el enfermo se las arregla como puede, con un fisioterapeuta y los medios que tiene a su alcance.

SU MENSAJE

A los enfermos, les diría: cambiar de vida no es fácil, pero es imprescindible.

A las personas no enfermas: intentad poneros en el lugar del enfermo, es muy difícil, sí, pero, al menos, sed comprensivos.

A las «autoridades»: al no estar incluida en la Seguridad Social, ya que no se reconoce el síndrome de fibromialgia, es muy difícil mantener una actividad profesional. Deberíamos poder conseguir trabajos a media jornada, pero tener un salario decente. Hablo de verdaderas medias jornadas, es decir, que no se trate de alcanzar una productividad cotidiana imprescindible, que no se tenga que hacer más en menos tiempo.

La falta de un seguro médico y de tratamiento de los servicios hospitalarios comporta un nomadismo médico que conlleva gastos enormes en salud para la Seguridad Social y para los enfermos. Si las instancias médicas tuviesen en cuenta nuestra enfermedad se evitaría los largos recorridos, y, además, se avanzaría en la investigación médica. De momento, solo dos laboratorios hacen ensayos terapéuticos. ¡No hay un programa oficial!

Mark, 48 años, Texas (U.S.A.)
Director de ventas
de un concesionario de automóviles

¿Cuándo le diagnosticaron la fibromialgia?

En otoño de 2002. Los síntomas que tenía me hicieron pensar en la fibromialgia. El médico del dolor que consulté confirmó mis sospechas.

¿A cuántos médicos consultó antes de saberlo?

Consulté a tres. Todos estaban de acuerdo en el hecho de que padecía algo, pero no tenían ni idea de qué era. Entonces empecé a documentarme sobre las enfermedades que podían presentar los mismos síntomas que yo tenía. Busqué y acabé pensando que debía de tener una fibromialgia.

¿Cuándo empezaron los dolores y la fatiga?

Todo empezó con una mala bronquitis que tuve en febrero de 2002. En mayo me sentía cansado y me dolía todo. Este estado ha ido empeorando con el tiempo.

¿Qué tipo de medicamentos toma?

Empecé a tomar un antiálgico*, a razón de tres o cuatro compri-

* Antiálgico: medicamento que calma el dolor.

midos al día. Pero el dolor seguía empeorando, por lo que cambié de antiálgico. Tomo este medicamento cuatro veces al día y también un analgésico-antipirético* de dos a cuatro veces al día.

¿Hace algo más para sentirse mejor?

Decidí comer de una forma más sana. Me di cuenta de que cuando consumía mucha carne de cerdo me sentía peor. Como poca carne roja y evito el cerdo. Tomo muchos suplementos vitamínicos. Intento comer más fruta, verduras y cereales completos. Este régimen no me lo ha prescrito ningún nutricionista. Yo mismo voy probando distintas cosas.

Hago estiramientos bajo la ducha caliente todas las mañanas para arrancar. Voy al quiropráctico,** y, además, me hacen electroacupuntura sin agujas y un masaje completo durante una hora cada dos semanas.

¿Sigue empeorando?

Ahora parece que el dolor se ha estabilizado.

¿Qué siente exactamente?

Es el mismo dolor que se siente cuando se ha entrenado fuerte y se han hecho trabajar los músculos que no se utilizan normalmente. No es un dolor agudo como un puñetazo. Me duelen profundamente los músculos y las articulaciones. En la espalda, ten-

---

* Analgésico-antipirético: medicamento que insensibiliza al dolor y baja la fiebre.

** Quiropráctico: terapeuta que cura mediante la quiropráctica (o quiropraxia), una ciencia y profesión manual de la salud que intenta descifrar el lenguaje del cuerpo e interviene sobre el enfermo mediante «ajustes», es decir, manipulaciones en la pelvis, las vértebras, el cráneo, las articulaciones periféricas, los tejidos blandos y los órganos. Esta práctica indolora proporciona un bienestar mediante el relajamiento del cuerpo.

go este dolor que sale desde la mitad y me llega hasta debajo de la espalda, a la altura de la columna vertebral. Me duelen las nalgas, las caderas, los muslos, las pantorrillas y los pies. Me invade la fatiga y me siento débil y cansado la mayor parte del tiempo. Incluso los medicamentos contra el dolor solo actúan algunas horas al día, durante las cuales me siento bien y liberado de esta fatiga. Pero al cabo de una o dos horas, después de tomar los analgésicos, el dolor vuelve con fuerza y aumenta poco a poco.

¿El dolor y la fatiga se intensifican en determinados momentos?

Sí, cuando como demasiada carne, lo que no ocurre muy a menudo. Pero sobre todo cuando el tiempo es frío, húmedo y lluvioso. Por la mañana, me cuesta levantarme. Tengo el cuerpo entumecido y dolorido.

¿Hay otros miembros fibromiálgicos en su familia?

Sí, mi esposa también lo es.

¿Cuál fue la reacción de su familia frente a la enfermedad?

Los miembros de mi familia que lo saben se sorprendieron de mi estado porque siempre había tenido buena salud y estaba lleno de vida. Creo que mi familia comprende lo que sufro, pero reconozco que es una enfermedad difícil de entender.
Mi madre y mi esposa rezan mucho por mí.

¿Qué sentimientos tiene hacia su enfermedad?

Es difícil de aceptar. Sigo documentándome sobre ella. Me esfuerzo por encontrar soluciones para mejorar y me gustaría encontrar alguna que parase la enfermedad. Esta fibromialgia no me asusta, pero me deprime a veces y me encoleriza. No la acepto como una parte de mí, la detesto.

¿Qué impacto tiene la enfermedad en su vida privada?

Los trabajos que llego a hacer en casa y en el jardín son una cuarta parte de lo que hacía en el pasado.

Por la mañana, una hora antes de levantarme, debo tomar un analgésico para que me dé suficiente fuerza para levantarme y moverme.

El simple hecho de vivir «ralentizado» me ha hecho engordar 16 kilos los dos últimos años. Hasta los 46 años nunca había pesado más de 70 kilos y ahora peso más de 86.

¿Qué impacto ha tenido en su vida profesional?

Ya no tengo tanta energía para ir arriba y abajo como antes. Presto mucha más atención a la cantidad de trabajo que hago, ya que mi estado de fatiga depende de ello. Si hace mal tiempo (clima húmedo y frío) y me siento peor, llamo a la oficina para decir que no iré o voy al despacho para hacer un par o tres de cosas pequeñas.

Tengo que esforzarme mucho para ser agradable, alegre y amable con mis compañeros y los clientes.

¿La fibromialgia ha trastornado su vida social?

Ya no veo a tanta gente como antes ni me gusta salir con la misma frecuencia. No puedo caminar o estar de pie durante mucho rato. Me gustaba mucho salir y divertirme, ver a gente... Ahora, mi actividad profesional me roba toda la energía que puedo acumular, y luego cuando vuelvo a casa, soy incapaz de hacer otra cosa que descansar. Estoy demasiado cansado para salir, o incluso para hablar con nadie.

¿Está en contacto con otros enfermos, aparte de su esposa?

Fui a Fibromyalgia & Fatigue Clinic de Houston, la ciudad donde vivo. Pero este centro de tratamiento, donde habría podido conocer a otros enfermos, no entra en la red de asociados de mi compañía de seguros, por lo que renuncié a ir regularmente, ya que mi seguro no asumiría el coste de los cuidados y me saldrían muy caros.

¿Cree que los médicos explican correctamente a sus pacientes lo que padecen?

No saben explicar realmente qué es la fibromialgia, porque desconocen su origen y las causas. En realidad no hay nada que nos ayude, ni física ni psicológicamente. Todo esto podría mejorar. Para mí, los centros de cuidados especializados en fibromialgia y los quiroprácticos son, en Estados Unidos, los que ofrecen un mejor apoyo a los enfermos.

¿Siente la necesidad de un apoyo psicológico?

No especialmente. Es verdad que la enfermedad puede ser muy deprimente si la dejas a su ritmo. Yo la vigilo y la mantengo bajo control. Lo que me da esta fuerza es mi fe religiosa. Rezo al Señor todos los días. Estamos en esta tierra por muy poco tiempo, todos tenemos pruebas que superar. Frente a ellas, tenemos la opción de derrumbarnos, enfadarnos, culpar a los demás y tirar la toalla frente a la enfermedad, o aprender de las pruebas que se nos presentan para salir de ellas habiendo crecido y más fuertes. Sí, la fibromialgia nos desafía en el sentido psicológico. Yo respondo con la fe y la fuerza que saco de la palabra del Señor. Es lo que me ayuda a soportar el tiempo, a vivir. Si usted quiere, mi psicólogo es Dios.

¿Qué espera de la investigación médica?

Espero que los investigadores lleguen a encontrar la causa de la enfermedad. En mi opinión, está relacionada con todos los productos químicos a los que hemos estado expuestos durante cincuenta años, sin duda.

SU MENSAJE

A mis compañeros de infortunio, les diría que deben leer todo lo que puedan sobre la fibromialgia, probar todas las buenas cosas naturales que les puedan hacer bien (comer fruta y verduras verdes, poca carne roja), hacer ejercicio, tomar baños y duchas calientes, hacer estiramientos, concentrar el espíritu en otras cosas que no sean la enfermedad, estar de buen humor y rezar a Jesús.

A la gente le cuesta entender que podemos estar enfermos porque desde fuera parece que tengamos buena salud. Pero padecer esta enfermedad es una pesadilla que yo no desearía ni a mi peor enemigo. Y no es una invención de nuestro espíritu ni de nuestra imaginación. Esta enfermedad nos roba la vida. Nos hace difícil vivir, porque nos convierte en irritables. A veces, una simple conversación con alguien puede convertirse en algo doloroso, porque pide demasiada energía. No creo que se pueda fingir el sufrimiento hasta este punto; no, la fibromialgia, no es una enfermedad imaginaria. El dolor es demasiado real. Es desagradable sentirse mal dentro de tu propia piel y sufrir. Prueben a imaginar cómo se sentirían el día siguiente de un duro entrenamiento si no hubiesen hecho ejercicio durante meses. E imagínense lo que es sentirse así casi todos los días y durante años, sin saber si el dolor terminará algún día. E imaginen lo que debe ser levantarse por la mañana para ir a trabajar cinco o seis días a la semana. Te quita toda la energía y cuando vuelves a casa, estás tan cansado, tan exhausto, que no puedes pensar en nada más que en estar sentado, tumbado o dormir.

Dominique, 46 años, Puy-de-Dôme
Periodista

¿Cuándo le diagnosticaron la fibromialgia?

A finales de 1999, fue un doctor especializado en medicina física y de readaptación, al que mi médico de cabecera me había enviado. Fue él quien, después de pedir que me hicieran varias pruebas, pronunció la palabra. Me puse muy contenta de poder poner, por fin, un nombre a mi mal, porque demostraba que no me inventaba nada, que no estaba loca.

¿Cómo empezó todo?

Siempre he estado cansada. Desde mi infancia, me iba a la cama pronto porque necesitaba dormir mucho. Me cansaba fácilmente. Me dolían las piernas. En 1994, por una misteriosa razón, tuve un período de fatiga intensa. Mi médico pensó que tal vez se trataba de una mononucleosis. Pero los exámenes no aclararon nada. Seguí estando muy fatigada, sobre todo cuando volvía a casa después del trabajo. Iba a ver a mi médico de cabecera que me realizaba análisis de sangre, nada más. Me prescribía tratamientos de paracetamol que no servían de nada. Ni los analgésicos clásicos me producían efecto. El médico no sabía a qué atenerse. No me creía. Por suerte, a pesar de todo, me mandó a este otro médico que trataba a muchos deportistas.

¿Dónde sentía usted el dolor?

Siempre lo he sentido más o menos en los mismos sitios: la base de la cabeza, el cuello, los hombros, los omóplatos y los brazos. También me dolían un poco las caderas y las rodillas.

¿Qué le prescribió?

El médico que me diagnosticó la enfermedad en realidad me explicó muy mal lo que era una fibromialgia. Me dijo que los dolores musculares y el agotamiento físico eran sus características. Sin embargo, me mandó al centro del dolor del Hospital Universitario de Clermont-Ferrand en la primavera de 2000. Allí, me informaron mejor sobre la enfermedad. Me tomó a su cargo un equipo formado por un médico, un reumatólogo, un acupuntor y un fisioterapeuta.

El acupuntor me aplicó bastoncillos de artemisa incandescentes en la piel para darme energía. Después de un poco más de seis meses de esta terapia, no sentía ningún tipo de mejoría. La dejamos.

El fisioterapeuta del hospital me mandó a otro que practicaba osteopatía y drenaje linfático en su consultorio. Fue mi psicólogo. Hablé mucho con él. Me hizo descubrir muchas cosas sobre mí, y me explicó que el cuerpo y el espíritu son uno y que las experiencias mal vividas y los traumatismos pueden tener consecuencias sobre el cuerpo. Este fisioterapeuta, que trabaja en el centro del dolor, aún es el mío. Ahora voy a verlo todos los días. Él dice que la fibromialgia es un «fenómeno de saturación». Esta fórmula tenía sentido para mí. Soy una persona que aguanta mucho, que almacena rencores, frustraciones; siempre fui una niña muy lista, no tuve crisis de adolescencia, me reprimí mucho, no hice ni dije muchas cosas. Un día, cuando tenía 40 años, todo esto explotó y lo hizo mediante el cuerpo. Dijo: «¡No!».

Sigo un tratamiento médico. Tomo un antidepresivo (13 gotas al día) que me relaja los músculos. Como tenía la impresión de que este medicamento no me hacía mucho efecto, lo quise dejar, pero mi estado empeoró y volví a tomarlo. Aunque nunca paso de 25 gotas. Este antidepresivo no me da efectos secundarios.

También tomo una medicina que lleva paracetamol y morfina: un comprimido por la mañana y otro por la noche. Pero sólo recurro a él cuando me duele mucho, porque provoca vértigos y trastornos digestivos. Me deja molida todo el día.

¿Hace algo más para sentirse mejor?

Empecé a ver a un psicoterapeuta. Mi fisioterapeuta me lo recomendó porque yo le pregunté si debía consultar a alguno. Hice terapia con él durante seis meses, pero me cuesta seguirlo, me cuesta entender ciertas cosas, por eso interrumpí la terapia. Creo que me iría bien volver a seguir alguna, pero debo encontrar una fórmula que me sea beneficiosa.

Durante dos años, seguí una terapia de sofrología. Era un curso colectivo al que iba una vez por semana. Me iba muy bien. Durante al menos una hora, me relajaba totalmente. Al final de la sesión, hablábamos. Este intercambio era interesante. La sofrología me aportaba un apoyo mental. Me calmaba. Era un auténtico momento de tranquilidad fuera de casa —donde en realidad no descansas nunca. Por desgracia, el horario del curso no encajaba con mis horarios de trabajo y llegaba tarde, por eso decidí dejar de ir.

¿Ha intentado documentarse por sí misma?

Al principio, en 1999, no, no lo intenté. Pero en 2000, en el periódico local, leí, por casualidad, el anuncio de una conferencia organizada por la Asociación de fibromiálgicos de Auvergne. Me hice socia y fui a la conferencia. Así conseguí un montón de información, artículos y referencias sobre la fibromialgia.

¿Sus dolores son más intensos en determinadas situaciones?

Sí, cuando trabajo demasiado, cuando estoy nerviosa, agitada (en el caso de que tenga que apresurarme), cuando no duermo bastante. Se intensifican cuando he conducido demasiado, cuando he llevado cosas pesadas (después de comprar, por ejemplo) o cuando he realizado algún trabajo doméstico. Todo lo que reclama un esfuerzo de mis miembros o un esfuerzo mental —las inquietudes personales o las relacionadas con el trabajo— empeoran el dolor y la fatiga. Como tengo horarios fijos (para las noticias de radio, por ejemplo), siempre hay que hacer un sobreesfuerzo a determinadas horas; esto nunca me va bien. Lo que me interesa es tener una vida tan regular como sea posible, sino la situación empeora.

¿Hay algún otro fibromiálgico diagnosticado en su familia?

No, pero mi madre siempre tenía dolores, y a mi padre le dolían las piernas.

¿Qué relación tiene con la enfermedad?

Mi enfermedad me ha deprimido. Cuando el doctor me dijo lo que tenía, me relajé, porque por fin se reconocía mi dolencia y ya no necesitaba parecer fuerte porque los demás pensaban que tenía una enfermedad imaginaria. Dejé de trabajar durante tres meses. Estaba sola en casa. El médico no me prescribió ningún medicamento, por lo que estaba desamparada. Pero después de entrar en el centro del dolor del Hospital Universitario, me recuperé. Sufro esta patología y, al mismo tiempo, le debo mucho. Me ha permitido hacer balance de mi trayectoria personal, me permite organizarme, entender muchas cosas sobre mí. La fibromialgia es, desde luego, terrible en el día a día, pero su efecto no es del todo negativo. Hay el «antes de la enfermedad» y el «después»: antes, yo era perfeccionista, quería ser perfecta tanto en casa como en el trabajo; después de aparecer la enfermedad aprendí a esforzarme menos, pero no lo bastante, porque aún hago demasiado y, cuando llega una gran crisis, me digo que la debería haber previsto, sabiendo ya dónde están mis límites. Hoy me conozco mucho mejor.

¿Tiene el apoyo de su familia?

Antes del diagnóstico, mi marido no me acababa de entender. Cuando le decía que me dolía, que estaba cansada, él me decía: «Te escuchas demasiado.» Era duro, porque no tenía a nadie con quien hablar de lo que sentía.

Después del diagnóstico, mi marido reconoció que realmente tenía un problema de salud. A partir de ese momento, me autoricé a mí misma a estar realmente enferma y a no fingir que me encontraba bien. Tengo suerte: él ha tomado el relevo y hace muchas cosas: se encarga de las compras, pasa el aspirador, limpia los cristales... Pero soy yo quien cocina.

¿Habla sin problemas de su enfermedad?

Sí. No la he escondido desde el momento en que me la diagnosticaron porque, durante mucho tiempo, tuve la impresión de que nadie me comprendía. Por eso hablé de ella en mi lugar de trabajo y con mis amigos. Mis compañeros están al corriente, aunque no creo que lo entiendan realmente, porque no parezco enferma, mi enfermedad no se ve.

¿Cómo influye su enfermedad en su trabajo?

No pongo por delante la enfermedad para evitar hacer algo. No es un pretexto para trabajar menos. Pongo todo mi empeño en hacer lo que me piden. Por ejemplo, hace poco, tuve que realizar un trabajo sobre la gripe aviar: estuve de pie bajo un calabobos durante mucho tiempo y quedé empapada. Pero aun así lo hice, porque sabía que llegaba el fin de semana y podría descansar. No quiero que me hagan favores. Intento hacer todo lo que puedo.

Sin embargo, les digo a mis compañeros que debo ir con cuidado para no agotarme. Por suerte, mi jefe parece entenderme y me ayuda un poco. Pero cuando he hecho demasiadas cosas y al día siguiente no tengo la cabeza clara, mis colegas ven que tengo mis límites.

¿Trabaja con dedicación exclusiva?

No. Mi hijo nació en 1996. Dos años después me concedieron un «80%» de la jornada de trabajo. Y, con la llegada de la fibromialgia, he conservado este tiempo parcial; no pedí volver a trabajar a jornada completa. Me doy cuenta de que soy una privilegiada: tengo muchas vacaciones y días de reducción del tiempo de trabajo que me permiten reponerme.

¿Su enfermedad ha tenido mucho impacto en su vida social?

Durante mucho tiempo, tuve una tendencia a limitar mis relaciones sociales. Me resultaba complicado salir por la noche, sobre todo si trabajaba al día siguiente. Tenía tendencia a huir de la gente. No me apetecía ver a nadie.

Sin embargo, entrar en la asociación de fibromiálgicos me dio energías y me devolvió una vida social importante. Tengo muchos más amigos que antes. Y, además, veo a mucha gente a causa de mi trabajo.

La fibromialgia no me ha apartado de la gente. Al contrario, me ha acercado aún más a ella.

¿La enfermedad pesa económicamente en su presupuesto?

No. Cuando estaba en el centro del dolor del Hospital Universitario, estaba cubierta por la Seguridad Social al 100%. Mis sesiones de fisioterapia las paga completamente la Seguridad Social y la mutua.

Me las recetó mi médico de cabecera sin problemas. Tengo recetas para veinte sesiones; voy al fisioterapeuta una vez a la semana o cada quince días. Sé que soy una privilegiada, porque trabajo, tengo un cónyuge que me comprende, no tengo preocupaciones materiales y me dan muchos días libres en mi trabajo.

¿Qué expectativas tiene?

Me gustaría que se investigara más sobre la enfermedad. Sé que se está trabajando en ese sentido. Me gustaría saber más sobre las pistas hormonales y genéticas de las que tanto se habla.

SU MENSAJE

Se puede vivir con la fibromialgia, siempre que aceptes tu estado y te conozcas. Se puede seguir adelante con dificultades, pero requiere saber organizarse. Hay que ser consciente de que, así como hay momentos bajos, también hay momentos altos.

Hay que decirse que no se es una víctima. No tenemos que agredir a los demás, aunque estemos deprimidos.

Mi discurso corresponde a la situación de vida que tengo. Reconozco que, en mi desgracia, tengo suerte. Sin duda, otros enfermos tienen un enfoque diferente porque son menos privilegiados que yo. Soy muy consciente de ello.

Claude, 51 años, Alto Rin
Responsable de comunicación y mercadotecnia

¿Cuándo le diagnosticaron la fibromialgia?

En febrero de 1995. Fue un doctor de medicina interna del Hospital Universitario de Besançon.

¿Ha consultado a muchos médicos antes del diagnóstico?

En aquella época, ya tenía algunos graves problemas de salud, por lo que me conocían en el servicio de medicina interna del hospital de Colmar y me realizaron una batería completa de pruebas, además de una biopsia muscular, ya que los síntomas recordaban a un lupus, o a una poliartritis, o a una miopatía mitocondrial o a una esclerosis en placas. Tuve la suerte de que mi médico de cabecera y el médico internista se creyeran mis síntomas de dolor y fatiga. Pero también vi a médicos que me decían: «Todo eso está en su mente, querida señora...» y que no querían romperse la cabeza con algo que no entendían.

¿Desde cuándo exactamente siente esos dolores?

Empecé a sentirlos en 1990, poco más de un año después de nacer mi hija, después de un embarazo catastrófico. Sin embargo, hasta 1991-1992, fui una mujer activa, madre de dos hijos y muy deportista.

Y después los dolores fueron cada vez más violentos, cada vez más intensos. Estuvieron acompañados por una reducción impresionante de la actividad física: a veces, me quedaba dos o tres días en la cama. Los dolores se podían sumar a cualquier patología infecciosa, a mis reglas, a una fatiga intensa, al hecho de dormir mal, a un mal despertar. Una espiral descendente... Me hospitalizaron y la búsqueda del diagnóstico fue larga.

¿Puede describir sus dolores?

Me queman, me dejan molida, me desgarran, me hacen palpitar, me fulminan, me traspasan, me retuercen. Tengo calambres y contracturas. Se parecen a un reumatismo generalizado, a una tendinitis, a una neuritis o a un esguince. La imagen más clara sería imaginarse ser un coche en un desguace: te sientes aprisionado como en una prensa que te va a convertir en lingote.

¿Son más intensos en ciertos períodos, en ciertas condiciones?

Sí: el frío, la humedad, el invierno, la fatiga y el estrés los favorecen.

¿Qué tratamientos ha seguido?

He seguido tratamientos médicos: analgésicos, derivados morfínicos, morfina, miorrelajantes...

También he ido al fisioterapeuta para la reeducación al esfuerzo. La fisioterapia me concedió un período de remisión de tres años: de 1996 a 1998, la enfermedad parecía remitir, los dolores se estabilizaron.

También seguí una psicoterapia de apoyo durante cinco años que me ayudó a asumir la pérdida de dinamismo físico y me confirmó que todo esto, estos dolores, esta fatiga, no me los inventaba. También me sometí a terapia cognitiva y comportamental y a hipnosis ericksoniana. Seguí curas termales.

¿Qué tratamiento sigue actualmente?

Tomo analgésicos y miorrelajantes.

¿Qué hace para sentirse mejor, además de seguir el tratamiento?

Descanso mucho. Intento evitar los factores que desencadenan las crisis o protegerme de ellos: el frío, los esfuerzos demasiado violentos y el cansancio excesivo.

¿Cree que la enfermedad está asociada a un acontecimiento particular?

La enfermedad de Lyme fue el elemento desencadenante de esta fibromialgia.

¿Cree que los médicos le explicaron bien la enfermedad?

Ningún problema en ese sentido; siempre he tenido relaciones privilegiadas con los médicos, pero soy una excepción a la regla, creo yo.

¿Su enfermedad la deprime?

No. He pasado ese estadio. He vuelto a controlar mi vida.

¿Habla de ella con su entorno?

Sí, porque esta enfermedad forma parte de mi vida y se convierte en una función más como beber, comer y respirar. Tengo que prever mis salidas, ya que mi nivel de energía ha bajado y mis capacidades musculares también. Me veo obligada a adaptarme a lo que me dice el cuerpo. Mi familia y amigos ya están acostumbrados.

¿Se siente comprendida por su entorno?

Sí, mi entorno me comprende y me apoya.

¿Se ha documentado usted sola sobre la enfermedad?

Como antigua delegada médica, tengo una cierta facilidad en leer artículos médicos. Por lo tanto, sí, me documento sobre todo lo que concierne a la fibromialgia.

¿Es miembro de una asociación de enfermos?

Sí.

¿Qué impacto ha tenido la enfermedad en su vida profesional?

He perdido dos veces mi trabajo. La primera vez era asalariada; la segunda, había creado mi empresa. Una mañana de febrero de 1999 no pude levantarme: era una estatua de dolor, calambres y contracturas. No podía moverme sin gritar (pero con control, a causa de mi buena educación). Duró tres días. Fue el inicio de la victoria de la enfermedad, ya que las crisis se fueron sucediendo, multiplicando e intensificando. Hasta el cataclismo definitivo, el agujero negro. Por eso tuve que vender mi empresa. Fue en julio de 1999.

Durante dos años, me pasé todo el tiempo yendo y volviendo de la cama al sofá del salón con grandes dificultades. Por suerte, pude, con esfuerzos, remontar la pendiente, peldaño a peldaño, a veces con muchas recaídas. Reanudé los estudios en 2003 para aprobar un diploma (BTS de webmaster) de informática de comunicaciones, que obtuve con notable. Decidí volver a trabajar en abril de 2005.

¿La enfermedad le impide practicar algunas actividades?

Sí. Me invalida y me impide hacer deporte, esquí, danza y excursionismo, como «antes».

SU MENSAJE

A los enfermos, les diría: ¡perseverad! No estáis enfermos por culpa vuestra. Tomad las riendas de vuestra vida, es el 50% del tratamiento. Sobre todo, no hay que perder el valor, porque el mañana siempre trae cosas mejores. ¡Levanto mi vaso de antiálgicos y brindo por todos nosotros, fibromiálgicos!

A los demás, sólo un consejo: ¡tened la mente abierta!

Christine, 54 años, Valais (Suiza)
Ayudante Técnico Sanitario

¿Cuándo le diagnosticaron la fibromialgia?

Un neumólogo que consulté lo sospechó. Pero fue un reumatólogo quien la diagnosticó en el año 2000.

En un período de treinta y tres años, consulté a quince médicos. Eran incrédulos. Sólo levantaban los hombros. Eran completamente indiferentes al dolor que les describía.

¿Cómo era/es ese dolor?

Casi siempre, el dolor me paraliza. Es un dolor difuso y persistente por todo el cuerpo, que parece preso en un traje de piedra. Tengo dolores fuertes en la columna vertebral que repercuten en la nuca y el cráneo. Tengo dolores de cabeza, dolores en la mandíbula y los dientes. Tengo sensación de quemazones, sobre todo al nivel de la pelvis, los pies, las piernas y los brazos. Tengo el cuerpo rígido, sobre todo cuando me despierto. Cada vez me cuesta más levantarme, porque las articulaciones me duelen. Tengo una sensibilidad anormal tanto al frío como al calor, con calambres terribles en los intestinos, insomnios y agotamiento. Me da la impresión de que soy una osamenta presa en hormigón armado.

¿Desde cuándo siente este dolor?

Desde los 17 años, los dolores son un handicap real. Antes, ya existían, pero eran superficiales, y yo achacaba este malestar a una mala escolaridad.

¿El nivel de dolor evoluciona?

El dolor está ahí todos los días, casi no me da respiro. Puede ser muy fuerte en un simple desplazamiento en coche, a 50 km por hora, por ejemplo, o porque ha salido un imprevisto en el programa del día. Cuando estoy irritada, el dolor también es más vivo.

Ha sido el mismo durante treinta y siete años. La fatiga se ha amplificado. Me confundo más, en la lengua y los movimientos, que en el pasado. También me cuesta más concentrarme y tengo menos resistencia física al dolor.

¿La aparición de este dolor puede estar relacionada con un acontecimiento concreto?

He reflexionado sobre ello y tengo dos pistas. La primera podría ser psicológica: en realidad, soy una hija «de substitución», ya que nací inmediatamente después de la muerte del primer hijo de mis padres. Tal vez haya estado a la sombra de este hijo muerto, con un problema de identidad.

Por otro lado, he sido víctima de una hidrocución a la edad de 13 años durante un baño. Me hospitalizaron.

¿Conocían la fibromialgia en su familia?

No.

¿Qué tratamientos ha seguido?

He seguido tratamientos médicos: analgésicos y antidepresivos.

He seguido tratamientos homeopáticos y masajes de fisioterapia. He probado con la medicina alternativa. He hecho gimnasia acuática, baños termales, etc.

¿Qué tratamiento sigue actualmente?

Tomo una medicina del grupo de las benzodiazepinas, que mejora la calidad del sueño. Puntualmente, tomo medicamentos contra el dolor que tienen poco efecto: el dolor se atenúa unas dos horas como máximo.

¿Qué sentimientos tiene frente a la enfermedad?

Cuando un dolor persistente perturba nuestros deseos, nuestros proyectos, nuestras voluntades y comportamientos, dudamos de nosotros mismos y, normalmente, aparece la depresión. Sí, mi enfermedad me deprime.

La rabia a menudo está presente, pero, sobre todo, me culpabilizo mucho.

¿Habla de la enfermedad con la gente que está a su alrededor?

Si una persona me pregunta por qué no trabajo, intento explicarle la enfermedad. Mi interlocutor pocas veces lo entiende, porque tengo dos brazos, dos piernas y, muchas veces, una gran sonrisa, por lo que no parezco enferma.

Nuestro dolor siempre será invisible y no contagioso, aunque nos dé ganas de chillar. El otro nunca podrá apropiárselo, no podrá entenderlo, es normal. Por eso hablo muy poco de mi fibromialgia.

¿Siente la necesidad de buscar un apoyo psicológico?

Sí, tener un apoyo psicológico me parece importante. La fibromialgia nos pone a menudo en situaciones críticas: falta de confianza en uno mismo, falta de autoestima, culpabilidad, aislamiento, etc. Todas estas cuestiones, estas dudas, si se comparten con un especialista que te escucha, sólo pueden mejorar nuestra situación.

¿Es miembro de una asociación de fibromiálgicos?

Sí, soy miembro de la Asociación Suiza de Fibromiálgicos, y soy la responsable de un grupo regional desde 2002.

¿Qué impacto ha tenido la fibromialgia en su vida privada?

A lo largo de mi vida adulta, los dolores y las preguntas sin respuesta sobre la enfermedad (antes del diagnóstico) perturbaron las relaciones con mis familiares. Sufrí la incomprensión de mi entorno: me he divorciado dos veces. En este sentido, la falta total de confianza en mí y en mis capacidades ha destruido mi vida privada.

Al principio, creo que el entorno lo entiende, pero no retiene el hecho de que estos dolores trastocan perpetuamente nuestro funcionamiento. Nuestro gran error como fibromiálgicos es que mostramos una imagen positiva, hacemos «simulación al revés».

¿Qué influencia ha tenido la enfermedad en su vida profesional?

Estudié Bellas Artes. Quería ser decoradora, pero tuve que abandonar los estudios en el último año, por culpa del dolor y el cansancio. Y luego me casé...

He trabajado en varios sectores profesionales, porque quería trabajar, ser como los demás. Siempre fue un fracaso. Por razones económicas, tuve que volver a trabajar: trabajé cinco años en medios hospitalarios. Al final de este período me hicieron el diagnóstico. Por suerte para mí, porque ya no podía más.

Actualmente, tengo un seguro de invalidez y percibo una previsión de invalidez. Pero no me han concedido esta renta por la fibromialgia, sino por otra cosa, ya que, en Suiza, la fibromialgia no se reconoce como una enfermedad invalidante, o muy poco (te pueden conceder el 20% de la pensión y basta).

¿Conserva su vida social?

No. Aparte de los contactos que tengo en la asociación, mi vida social es inexistente.

¿Su enfermedad le impide realizar ciertas actividades?

He intentado mantener ciertas actividades, como el yoga y la pintura, pero la fibromialgia y su conjunto de síntomas me han hecho renunciar a muchas cosas.

¿Se siente sola a causa de la enfermedad?

Sí. Hoy, mi hijo pequeño aún vive conmigo. Él llena esta soledad que ha invadido solapadamente mi vida.

¿Ha intentado documentarse por sí misma?

Sí, he recogido mucha información. He leído dos o tres libros sobre el dolor. Todas mis lecturas me han ayudado a superar una vida muy dura, sobre todo antes del diagnóstico.

¿Su médico está al día sobre la enfermedad?

Desde luego. Mi médico actual se informa de cualquier novedad sobre la fibromialgia.

¿Qué hace para mejorar su estado?

Intento planificar un día después de otro. Intento hacer lo que quiero sin culpabilizarme. Procuro llevar una alimentación sana. Me busco momentos de reposo durante el día. Camino prácticamente todos los días.

¿Tiene alguna expectativa concreta?

Tal vez la pastilla «milagrosa»... Me gustaría que se informase sobre esta enfermedad a todos los médicos. En realidad, algunos ignoran o quieren ignorar la enfermedad. Los médicos deberían prestar mucha atención a sus pacientes.

Desearía que dispusiéramos de un tratamiento adecuado y no de una sarta de medicinas con su secuela de efectos no deseados y, al fin y al cabo, poco efecto sobre el dolor.

«Antes que amor, el hombre necesita reconocimiento». No sé quién dijo esto, pero es muy cierto.

SU MENSAJE

Padecemos fibromialgia, pero no todos somos iguales frente a la enfermedad. Tenemos experiencias diferentes sobre las dificultades materiales, sociales, afectivas, y sobre el dolor. Por lo tanto, ¡no juzguemos a los demás! Estemos unidos y reivindiquemos juntos el reconocimiento de nuestra enfermedad, que es un auténtico handicap. Pensemos también en las nuevas generaciones que, de un día para otro, pueden verse afectadas por este síndrome; trabajemos para que se encuentre el tratamiento adecuado y podamos vivir una vida social e íntima de la mejor manera posible.

La fibromialgia existe. Me gustaría decir a los no-fibromiálgicos: no nos colguéis etiquetas que «matan», como «enfermos imaginarios». No huyáis, os necesitamos, necesitamos vuestras sonrisas. Intentad comprendernos y seremos los mejores amigos del mundo. Al fin y al cabo, no somos muy diferentes de vosotros: también sabemos reír y nos reiremos juntos. También estaremos atentos a vuestros propios dolores.

Claude, 40 años, Vaud (Suiza)
Asistente social

¿Cuándo le diagnosticaron la fibromialgia?

La primera vez que oí hablar del síndrome de la fibromialgia debió de ser en octubre o noviembre de 2002. El diagnóstico se confirmó en marzo de 2003, en primer lugar por mi médico de cabecera, y luego el servicio del dolor del hospital de Morges confirmó el diagnóstico.

¿Consultó a varios médicos antes del diagnóstico?

A mi médico de cabecera, a un reumatólogo, a un especialista del servicio del dolor del hospital de Morges y a mi psicoterapeuta.

Después de someterme a varias pruebas (resonancia magnética, análisis de sangre) y probado varios tratamientos (fisioterapia estándar, fisioterapia en piscina, varias medicinas), mi médico fue el primero en hablarme del síndrome de la fibromialgia. Al descartar las enfermedades como la esclerosis en placas y otros tipos de dolencias reumáticas, la fibromialgia quedó como la enfermedad más probable. El médico hacía una mueca cada vez que pronunciaba este nombre. Cuando le pregunté el porqué de las muecas, me contestó que esta enfermedad no tenía tratamiento. Que su origen podía ser múltiple y que la medicina se planteaba varias hipótesis, sin nada concreto. Lo lamentaba mucho. Como yo ya tenía un pasado médico duro (varias operaciones), él no me deseaba esta nueva prueba.

El reumatólogo me había prescrito toda una serie de tratamientos, con medicinas cada vez más fuertes e inyecciones intraarticulares. Pero al ver los pocos resultados obtenidos, me aconsejó amablemente que lo «hablase» con mi psicoterapeuta. Al no poder hacer nada y creyendo que lo había probado todo, no volvió a visitarme.

En cuanto al especialista del servicio del dolor, no tuvo ni la menor duda sobre los síntomas. Se trataba de fibromialgia. Sin embargo, se sorprendió mucho con la rápida evolución de la enfermedad. En un año, tenía el 70% del cuerpo afectado. Con dolor permanente y, por lo tanto, sin tregua.

Junto con mi esposa, hablamos mucho con él y era importante para ambos encontrar a alguien que escuchara lo que vivíamos. Por desgracia, él también se consideraba impotente, aunque esperaba que nuestros investigadores encontrasen un tratamiento adecuado.

¿Cuándo se manifestó esta fatiga fibromiálgica?

Al sufrir un «burnout» (una depresión por agotamiento) en 1998, primero pensé que mi fatiga se debía a una recaída. En realidad, en el trabajo, me costaba concentrarme y enseguida me cansaba (lo que ralentizaba mucho mi forma de trabajar). Como trabajaba en un servicio social especializado en atender a niños y a familias (Servicio de protección de la juventud del cantón de Vaud), enseguida me vi desbordado. Necesitaba una baja. Mientras, en mi interior, no me sentía deprimido como en 1998, lo que sentía era diferente.

¿Cuál fue su primera reacción frente a esta fatiga?

Fui a la consulta de un psicólogo durante cinco meses. Hablamos, sobre todo, de los problemas que tenía en el trabajo, pero este psicólogo tuvo que someterse a una operación de urgencia por razones de salud y me envió a una psiquiatra que conocía.

Esta nueva relación empezó cuando el diagnóstico se hizo más preciso. Después de que le contara mi vida y lo que sentía, esta psiquiatra me dijo bien claro: «Cuando la cabeza esté bien, el cuerpo estará bien.» Para ella estaba claro que mis dolores eran psicosomáticos, aunque yo también lo pensaba. Efectivamente, durante los meses siguientes, me sentí mucho mejor psicológicamente, pero los dolores no remitieron nada. Incluso empeoraron. La actitud de mi psicoterapeuta cambió radicalmente cuando tuvo un nuevo paciente también afectado por esta enfermedad durante varios años. Sus teorías se vieron conmocionadas, su manera de mirarme, de hablarme y escucharme cambió; en resumen, modificó la terapia completamente. Sin embargo, no desespera en el intento de encontrar un tratamiento y se informa con sus colegas sobre la existencia de una eventual medicina. Las consultas han pasado de una visita a la semana a una visita cada tres o cuatro meses.

¿Cuándo aparecieron los dolores?

En abril de 2002. Empezó con un pequeño dolor agudo y penetrante en la articulación del hombro, que se desencadenaba con cada movimiento del brazo y que parecía una tendinitis. Después de unos cuatro meses, fueron los dos hombros, la nuca y, con los meses, todo el cuerpo, excepto el centro y la parte baja de la espalda, que me hacía sufrir mucho.

¿Puede describir este dolor?

Es muy difícil describir este dolor, ya que, para mí, hay varios diferentes. Voy a intentar «imaginarlos» lo mejor posible. Durante todo el día, es como si tuviera agujetas por todo el cuerpo, y hormigueos, como si me hubiese forzado demasiado haciendo deporte el día anterior o me hubiesen golpeado. Los hormigueos parecen lo que en Suiza llamamos la *débattue* (cuando hace mucho frío y el cuerpo se calienta rápidamente).

Tanto en movimiento como en reposo, es como si miles de pequeñas agujas se hundieran en los músculos y me los desgarraran. A menudo, las agujas pueden parecer cuchillos. Se producen violentas «descargas eléctricas» cuando hago un movimiento mal controlado, que me hacen perder el equilibrio si se producen en una pierna o me hacen soltar lo que tengo en la mano.

Por la mañana, mi cuerpo parece que pese una tonelada y que haya pasado bajo un rodillo compresor.

Muchas veces, tengo una impresión de frío «que me hiela los huesos», sin razón aparente. La paradoja es que tengo la impresión de que mi cuerpo arde (como si hubiese tomado demasiado el sol). También he desarrollado una hipersensibilidad al tacto. El simple hecho de darme un golpecito amistoso o ejercer una presión mantenida es lo mismo que si me dieran un golpe o me aplastaran un músculo. En invierno, ponerme varias capas de ropa provoca los mismos dolores. A menudo siento calambres en los brazos y las piernas.

Todos estos dolores que he descrito se mezclan a veces y hacen fracasar mis intentos de desplazarme o descansar.

¿Los dolores son más intensos en ciertos períodos?

Sí, me he dado cuenta de que el frío me vuelve más sensible al dolor. Si pasar mucho calor no influye en el dolor mismo, sí que acentúa la impresión de pesadez, de agujetas, de ardores y fatiga. Con la fatiga se añade la dificultad de dominar el dolor y, por lo tanto, de soportarlo. Es un círculo vicioso.

Me operaron de dos hernias discales en la espalda, así como de las rodillas, y durante los cambios de tiempo (lluvias), aparecen dolores suplementarios en estas zonas. Durante estos períodos, a veces tengo que permanecer en cama durante dos o tres días.

¿Desde que la padece, su enfermedad ha evolucionado?

Sí, ha evolucionado. Partiendo de un pequeño dolor en el hombro en 2002, en la actualidad me duele casi todo el cuerpo. Los dolores han aumentado en intensidad. Los problemas de lenguaje y de concentración se han acentuado. El resultado es una gran fatiga (y, como consecuencia, mucho reposo), una hipersensibilidad al tacto, grandes dificultades para hacer las tareas más banales y corrientes del día a día. Desde hace unos meses, siento una molestia en ciertas articulaciones, pero de momento, no es nada alarmante.

¿Qué tratamientos ha seguido?

He tomado antidepresivos, neurolépticos, ansiolíticos, opiáceos, antiálgicos, antiinflamatorios, antirreumáticos, miorrelajantes y, desde hace más de un año, también tomo remedios para prevenir la gastroenteritis y la acidez de estómago. He intentado fumar cannabis (¡sí, por primera vez a los 39 años!) y un producto derivado, pero no me han ido bien.

Durante los dos primeros años, tomé muchísimos medicamentos, pero sus efectos sobre los dolores eran mínimos, incluso inexistentes. Además, estaba continuamente en un estado de mareo y con náuseas. Como consecuencia de todos estos medicamentos, sufrí una sobredosis. Entonces tomé la decisión, de acuerdo con los médicos, de no seguir ningún tratamiento específico (por el momento) para mantener la lucidez.

He hecho fisioterapia en sala y en piscina, he consultado a videntes, médiums, curanderos; he probado la terapia de los colores, del sonido, las Flores de Bach*, etc. Pero lo que más me ha ayudado han sido los métodos de relajación, una toma de conciencia de mi cuerpo y mi espíritu sobre lo que vivo. Durante más de un año y medio, he ido a sesiones de «eutonía», una mezcla de reiki**, autohipnosis y trabajo sobre las energías. Esto me permite tener una mente bastante fuerte y positiva, a pesar de lo que mi cuerpo me obliga a soportar.

* Las Flores de Bach son esencias de flores que actúan sobre el plano emocional (males del alma, emociones). Estos remedios, que no paga la Seguridad Social, se pueden usar con homeopatía.

** El reiki es una disciplina basada en el encuentro de dos energías, el *rei*, energía vital universal que mantiene todas las cosas entre ellas, y el *ki*, energía que mantiene nuestro cuerpo físico. Tiene la finalidad de proporcionar una nueva dimensión a nuestra capacidad de reaccionar en el mundo.

¿Qué tratamiento sigue actualmente?

Hoy en día, no sigo ningún tratamiento concreto. Sin embargo, cuando estoy muy fatigado y ya no me quedan energías para soportar el dolor, tomo un miorrelajante y un ansiolítico al mismo tiempo, lo que me permite relajarme un poco. También tomo magnesio para limitar los calambres. Según la época, tomo remedios para reducir la acidez de estómago. Además, intento encontrar una solución mediante la homeopatía, pero de momento no da ningún resultado.

Todos los días hago ejercicios de relajación, lo que me ayuda a canalizar la energía y a «positivar» mi situación.

¿Qué hace para sentirse mejor, además?

Creo que ya he hablado sobre los beneficios de la eutonía y del reposo que practico diariamente. Además, hago ejercicios para el buen funcionamiento de las articulaciones y camino todos los días entre quince y treinta minutos.

Miro muchas películas (en DVD o en la televisión), lo que me permite pasar el tiempo y evadirme un poco cuando tengo demasiados dolores.

¿Su enfermedad lo deprime? ¿Lo irrita?

Como digo a menudo, la fibromialgia me ha robado la salud, el trabajo, el ocio, la virilidad y la pareja. Pues sí. Me encoleriza todo esto. Me entristece y me siento frustrado. Sin embargo, intento aprovechar todas las pequeñas cosas que aún están a mi alcance y que puedo hacer. A pesar de todo, me mantengo positivo y (eso espero) dinámico.

A través de todas estas pruebas y dolores, no me desanimo y encuentro fuerzas para seguir viviendo pase lo que pase.

¿Habla de la fibromialgia con su entorno?

Sí. Por un lado, para explicar qué es la enfermedad y, por el otro, para responder a las preguntas que me hacen respecto a ella. A veces, según el tipo de reuniones y las personas con las que estoy, no quiero hablar. Prefiero hablar de cualquier otra cosa, que para mí es más enriquecedor.

Todas las personas próximas a mí saben qué tengo y, en general, cómo vivo. Entonces, en ciertas circunstancias, no hablo de la enfermedad; sólo me importa a mí, y no tiene por qué importar a la gente que me rodea. Si alguien me pregunta por qué cojeo u otra cosa, respondo que tengo pequeños problemas de salud o que me duele la espalda (lo que es plausible, ya que me han operado de dos hernias discales) sin más explicaciones. Me parece suficiente.

¿Es miembro de una asociación de enfermos?

Sí, soy miembro de la Asociación Suiza de Fibromiálgicos y participo en reuniones de grupo todos los meses.

¿Qué impacto tiene la fibromialgia en su vida íntima?

«¡Catastrófico!», me tienta decir, y, sin embargo... Es verdad que la llegada de la enfermedad ha sacudido a mi pareja. Estábamos (aún lo estamos) muy unidos y teníamos la costumbre de hacerlo todo juntos. En julio de 2005, después de catorce años de matrimonio, decidimos hacer una pausa para dar un poco de distancia a la relación. Mi mujer ya no soportaba verme sufrir y sentirse impotente. Nos sentíamos culpables el uno con el otro: ella, de tener buena salud, y yo, de estar enfermo. Cuanto más evolucionaba la enfermedad, más distancia y frustraciones había en lo que hacíamos. Yo debía anular o rechazar invitaciones, salidas o fines de semana cuando no me encontraba muy bien. Tenía que reposar cada vez más, dejando a mi esposa sola. Nuestra vida amorosa e íntima perdió toda la espontaneidad, ya que los dolores frenaban todo el contacto y el placer físico.

Desde hace casi ocho años, intentamos tener un hijo y nos estábamos tratando. Creo que teníamos muchas posibilidades de aumentar la familia. Yo me convencí de que podría asumir la llegada de un bebé y de que, con voluntad y amor, todo era posible. Mi mujer, por su lado, tenía temores y aprensiones sobre mis capacidades, no de ser padre, sino de ocuparme de un recién nacido en mi estado. Aunque todavía hoy me cuesta admitirlo, en realidad no tengo la capacidad física para una responsabilidad de este tipo. Por todo eso desestimamos este proyecto que tanto habíamos deseado.

El hecho de que yo siempre esté en casa no ayudaba en nada a la situación. Todo el mundo tiene el derecho de tener su espacio y sus momentos de intimidad. Pero yo estaba todo el tiempo presente y las pocas veces que estaba ausente no eran suficientes. Mi esposa intentó compensarlo con deporte, salidas con las amigas y colegas, pero no solucionaba nada.

Entonces tomamos la decisión de separarnos. Tarde o temprano, nuestra relación habría acabado en un conflicto y nos habríamos separado de mala manera.

Hoy, creo que esta decisión es la «más razonable». Ya no me siento la «cruz» de nadie y organizo mi día en función de mi estado. Ella intenta encontrar un nuevo equilibrio manteniendo una relación privilegiada conmigo.

La otra cara de la moneda es que me siento aún más solo frente a esta prueba, aunque nos veamos muy a menudo.

¿Qué impacto ha tenido la enfermedad en su vida profesional?

Trabajar en el sector de la atención a jóvenes y a familias me iba muy bien. Me gustaba mucho y me satisfacía profesional y personalmente. Me entregaba a fondo, pero la falta de personal, la sobrecarga de trabajo y un servicio desorganizado me agotaron muy pronto. Como a muchos de mis compañeros, se me «fundieron los plomos». Rápidamente, el servicio se reorganizó, se contrató a personal y retomé el trabajo unos meses más tarde con el mismo placer.

Pasó un año y medio y estaba orgulloso de haber pasado esta «tormenta» profesional. Pero, a finales de 2001, me sentía cada vez más cansado. Me costaba concentrarme y se me atrasaba el trabajo. Temía una nueva depresión, pero no sentía los mismos síntomas. En enero de 2002, acepté una baja para descansar. Sin embargo, a pesar de los antidepresivos y los ansiolíticos no me sentía mejor y siempre tenía la sensación de que esta fatiga no tenía nada que ver con la depresión que había pasado. Con la llegada de los primeros dolores (en abril de 2002), tuve que prolongar la baja.

Al ver la evolución de la enfermedad, me dieron la baja definitiva después de un año de ausencia. Presenté una petición a la Seguridad Social y la aceptaron. Por lo tanto, ahora hace cuatro años que no trabajo y lo echo mucho en falta. Tengo la impresión de no haber podido terminar el trabajo que tanto me gustaba. Lamento no haber podido despedirme de las familias que tenía a mi cargo. Mis compañeros no han vuelto a interesarse por mí, ni mis jefes tampoco. Su única preocupación fue reemplazarme.

¿En qué ha afectado la enfermedad su vida cotidiana?

Debo controlar continuamente mi estado de salud antes de concretar mis proyectos. De una forma más práctica, tengo dificultades para lavarme, ducharme, afeitarme, vestirme, cortar ciertos alimentos, levantar los brazos, caminar, hacer las compras, conducir, y la lista continúa. Como cada «problema» tiene su solución, intento encontrar pequeños trucos que me faciliten la vida, pero no siempre es tan simple, por lo que me cuesta mucho tiempo hacer las cosas.

También necesito ayuda para la limpieza y algunos desplazamientos. Encargo la mayor parte de las compras por Internet con entrega a domicilio. Si no puedo conducir para ir a mis citas, mis amigos o mi familia se ocupan de mis desplazamientos.

¿Su enfermedad lo priva de actividades que le gustaba hacer?

Todos estos dolores me agotan y me obligan a descansar más de la mitad del tiempo. Esto provoca problemas de lenguaje, de atención, pérdidas de memoria, y, desde hace dos años, problemas gástricos. ¿Qué puedo hacer en estas condiciones?

Antes, iba a sesiones de puesta en forma y bailaba con mi esposa; ahora, no es posible. Raramente salgo y, cuando voy a una fiesta, lo pago durante y después.

Actualmente, intento dar un sentido a mi vida y pensar en proyectos de viajes y compartir mis conocimientos en varios campos (informática, contabilidad). Me estoy haciendo una DVD-teca y la comparto con mi entorno. A pesar de esta enfermedad invalidante, me siento todavía útil, lo que me motiva aún más.

¿Se siente comprendido por su entorno?

Al principio de la enfermedad, no. Para mis padres, mi hermano y mis amigos (e incluso para mí), se trataba de un problema psicológico.

Con la llegada de los dolores y sobre todo con el diagnóstico del síndrome de la fibromialgia, todo esto ha cambiado un poco. Para poder explicarle mejor lo que es la enfermedad a mi entorno, me documenté, hice un dossier y lo mostré.

Al principio, muchos creían que era psicosomático. Hoy, hay programas de televisión, artículos en los periódicos, libros, conferencias, que hablan de esta «nueva» enfermedad. Mi familia y mis amigos han descubierto que otras personas la padecen a diferentes niveles. Por eso lo comprenden mejor ahora que antes.

¿Cómo se ha documentado sobre esta enfermedad?

Me documenté recorriendo las páginas web y fórums en Internet y leyendo artículos de testimonios a través de la asociación.

¿Cree que los médicos lo han informado bien?

Creo que a los médicos les cuesta explicar qué es la fibromialgia, ya que es un conjunto de síntomas que pueden asociarse a varias enfermedades y no a una sola afección. Y lo que es más, a día de hoy todavía se desconoce su origen. No olvidemos que, para un sector del cuerpo médico, se trata sobre todo de problemas psicosomáticos. Yo tuve suerte de que mi médico no me incluyera en esa categoría.

Los médicos me han dado la información básica, sin embargo, el grueso de la información me lo han proporcionado los documentos de la Asociación suiza de fibromiálgicos e Internet.

Lo más terrible, en la actualidad, es que ningún médico es capaz de dar un pronóstico sobre la evolución de la enfermedad en los próximos años, por lo que me siento solo frente a todas estas incertidumbres sobre mis capacidades físicas e intelectuales. ¿Hasta qué punto disminuirá mis capacidades esta enfermedad?

¿Se siente solo por culpa de la enfermedad?

Viví un período de repliegue en mí mismo durante los dos primeros años. Creo que me dejé ahogar por las dudas, los temores, la cólera y la culpabilidad sobre lo que me pasaba. El dolor sólo era un pretexto para cerrarme al mundo que me rodeaba. Estoy convencido de que mi actitud en esta prueba influyó en las reacciones de mi entorno. Al principio, me lamentaba a menudo y sentía una reticencia de los demás hacia mí. Todo giraba alrededor de la enfermedad y sus consecuencias. Me había convertido en la enfermedad.

A partir de 2004, mi forma de pensar y de vivir la situación evolucionó. Yo ya no era la enfermedad, pero tenía una enfermedad, no mortal, además. Lo que no tiene el mismo sentido. Se terminaron la culpabilidad y la cólera. No tenía que demostrar nada, ni a mí ni a los demás. Me había liberado de un peso emocional.

Hoy, ya no siento las cosas de la misma forma. La marcha de mi esposa me ha hecho más solitario, pero no más solo. Claro que estoy solo frente a la enfermedad y esto muchas veces me deprime, pero sé que puedo contar con mi mujer, mi familia y mis amigos cuando los necesite.

Dicho esto, cuando oigo hablar de ciertas salidas, de vacaciones en el extranjero, de deportes, de ocio y de vida profesional a los que no tengo acceso, entonces sí, me siento solo. Pero dura un instante.

¿Cree que su fibromialgia puede estar relacionada con algún acontecimiento de su vida?

Honesta y sinceramente, no. Aunque la tendencia es decir que «nada es gratuito» y que con mis antecedentes médicos estaría más expuesto a este tipo de enfermedades, mi respuesta es que no.

¿Hay algún miembro de su familia afectado por la fibromialgia?

No, nadie de mi entorno familiar conocía antes esta enfermedad. En mi familia, es sobre todo el cáncer el que causa destrozos.

¿Qué lo estimula a vivir y no rendirse?

Lo que diré va a parecer fuera de lugar o chocante, pero lo asumo. Desde los quince años, siempre me ha interesado la Segunda Guerra mundial y, en 2004, me sentí preparado para seguir un itinerario que me interesaba mucho: los campos de concentración.

El objetivo de este viaje, además de su valor histórico, era «encontrarme» en lo que yo vivía. En mi interior, tenía que hacerlo. Recorrí 4.600 kilómetros en seis días y visité unos diez campos. Estar en esos lugares de sufrimiento me dio una certeza: todas esas víctimas no eligieron su destino, pero yo sí podía hacerlo. Ese viaje me volvió más humilde y respetuoso con la vida. Contribuyó a darme fuerzas para luchar, no contra, sino con la enfermedad. También comprendí que yo era amo de mi destino y que aunque estuviese lleno de obstáculos, valía la pena vivirlo.

Cada uno vive la enfermedad con sus propios medios. No todos somos iguales frente al dolor y nuestra experiencia nos influye mucho en la percepción de la enfermedad. Nos sentimos solos en esta terrible prueba, y lo estamos. Pero nuestra vida no se ciñe sólo a nosotros mismos y debemos encontrar la fuerza para vivir de una forma diferente y abrirnos a los demás.

SU MENSAJE

Creo que no es necesario que utilicemos nuestra energía para probar que estamos enfermos, sino para demostrar que aún existimos.

Deseo fuerza a los demás fibromiálgicos, de todo corazón: ¡No os rindáis!

La enfermedad da miedo, sobre todo cuando afecta a un familiar, porque nadie quiere que esto nos pase. Creo que es un sentimiento normal. Sin embargo, lo que me parece menos aceptable es ver que la mirada del otro cambia frente a la enfermedad y a menudo conlleva un juicio. Sea cual sea la enfermedad, todos tenemos derecho al respeto y al amor de los demás. No porque ya no podamos física o psicológicamente vivir «como todo el mundo» debemos ser considerados como diferentes. Por desgracia, «¡esto no sólo les pasa a los demás!»

Para terminar, les estoy muy agradecido a mi esposa, a mi familia y a mis amigos que me rodean con su amor, su afecto, su presencia y su apoyo.

Martine, 51 años, Friburgo (Suiza)
Ayudante Técnico Sanitario

¿Tardaron mucho en diagnosticarle la fibromialgia?

Me la diagnosticaron en 1997. Primero fue mi médico de cabecera, después un reumatólogo confirmó el diagnóstico. Antes de este diagnóstico, había consultado a varios médicos durante años. Su actitud era dubitativa. Unos hablaban de depresión, otros de exageración, incluso de simulación.

¿Cuándo se manifestaron los primeros síntomas?

No puedo situar el año exacto. Sentía dolor por todo el cuerpo, a veces era sordo como por el efecto de una gripe fuerte, otras veces agudo, según los cambios climáticos, las emociones negativas y determinadas actividades físicas. Todavía lo siento así.

¿Qué tratamiento sigue?

Mi tratamiento actual consiste en un antidepresivo que actúa también sobre el dolor, y medicinas alternativas que me dan algunos momentos de descanso.

¿Hay otros fibromiálgicos en su familia?

En mi familia soy la única.

¿Su fibromialgia apareció después de algún suceso concreto?

La enfermedad y su cuadro de síntomas llegaron después de la muerte de varios seres queridos en un corto período: mi padre, uno de mis sobrinos y mi cuñada; al cabo de poco, me divorcié.

¿Qué impacto ha tenido en su vida cotidiana?

He perdido mi autonomía; las tareas de la casa son muy difíciles de hacer, desplazarme a ciertos lugares públicos lejanos ya no me es posible. También tengo problemas de resistencia.

Además, perdí mi trabajo y tengo que luchar contra el aislamiento social.

¿Está deprimida?

Es casi inevitable que, en un contexto de fibromialgia, la gente se deprima. Y yo formo parte de ese grupo de personas. En otros momentos, predomina la rabia. ¿Cómo no rebelarse en una situación como ésta?

¿Habla de su fibromialgia con su entorno?

Hablar con el entorno más cercano es difícil. A la familia le cuesta entenderlo y no soporta las quejas constantes. Además, prefiero hablar en el grupo de ayuda mutua al que pertenezco y que dirijo. Esta función asociativa me ayuda mucho, me siento útil y contribuyo a una cierta revalorización de mi persona.

¿La fibromialgia ha perturbado su vida privada?

Sí. El impacto sobre mi vida privada ha sido tan grande que mi relación se rompió. La renuncia a muchas actividades y la incomprensión terminaron con mi matrimonio.

¿Y su vida social?

Aparte de perder el empleo, que fue un duro golpe, poco a poco fui perdiendo a mis amigos. En mi círculo de amistades, algunas personas empezaron a evitarme, por lo que algunos amigos se desvanecieron. He tenido que volver a crear un círculo de amigos.

¿A qué actividades ha tenido que renunciar?

Ya no puedo practicar deporte, caminar me cuesta mucho, pero a pesar de todo me obligo, todos los días, a pasear durante veinte minutos para no perder aún más movilidad.

Ya no consigo seguir el ritmo de los demás; necesito más tiempo, más momentos de reposo.

¿Cómo se documentó sobre su enfermedad?

Me documenté sin problemas: he leído varios libros sobre la fibromialgia y recibo informaciones de la Asociación suiza de fibromiálgicos a través de su periódico y de los encuentros.

Mi médico actual me ha explicado bien este síndrome y es él quien me trata al ritmo de una consulta al mes en los períodos «tranquilos», si se puede decir así.

¿Tiene una «receta mágica» para evitar empeorar?

Para sentirme mejor, intento no compadecerme de mi suerte, pensar en lo que aún puedo hacer y que me da placer. Entre otras cosas, me ocupo de mi grupo: organizo conferencias, bricolaje, tertulias, salidas.

¿Qué expectativas tiene frente a la enfermedad?

Mi primera expectativa es el reconocimiento de este síndrome como enfermedad de pleno derecho: reconocimiento de los médicos (¡aún hay muchos «fibroescépticos»!), reconocimiento de la Seguridad Social (invalidez permanente).

Mi segunda esperanza es que se encuentre un tratamiento adecuado a la fibromialgia, lo que implica que se encuentre lo que la causa.

Mi tercera esperanza, también muy importante, está en la relación médico-paciente, en la que la atención debería tener mucho peso. El médico y el paciente deberían ser aliados.

¿Qué estatus de enfermo tiene usted?

Tengo un estatus de persona inválida, pero es porque, además de la fibromialgia, me han intervenido dos veces en las caderas para colocarme prótesis.

SU MENSAJE

En el contexto actual, es bueno seguir creando grupos de ayuda mutua. Contribuyen a que los enfermos se unan para luchar de una forma más eficaz a todos los niveles (político, social, humanitario) de cara a un reconocimiento de la enfermedad, a una mejor información sobre la enfermedad y a favorecer la investigación sobre el tratamiento.

Monique, 57 años, Puy-de-Dôme
Funcionaria

¿Cuándo le diagnosticaron la fibromialgia?

Fue en 1999, cuando cumplí 50 años; la diagnosticó mi médico de cabecera, que tenía una esposa fibromiálgica. Este médico era miterapeuta. Me lo había recomendado una compañera porque me dolía la espalda: «Siempre deja a mis hijos como nuevos después de un partido de fútbol», me contaba.

¿Este médico le propuso algún tratamiento?

Sí, él ponía las cosas en su sitio mediante ejercicios respiratorios. Me hacía respirar a fondo, silbar. Fui a verle unas cuantas veces. Al cabo de un año me dijo: «Creo que tiene fibromialgia.» Yo le pregunté: «¿Y eso qué es?» Y me respondió: «Sabemos que usted sufre, pero no sabemos cómo curarla.»

Me dio un tratamiento de antidepresivos durante un mes, que no tuvo ningún efecto. Después, tomé un antiinflamatorio durante otro mes y tampoco hizo ningún efecto. Un día, tuve una gran crisis (me dolía desde la cabeza hasta los pies, sobre todo la mitad izquierda del cuerpo), y, como él estaba de vacaciones en ese momento, me dirigí a un médico del centro del dolor del Hospital Universitario de Clermont-Ferrand. También se trataba de un compañero que me había recomendado este doctor. Cuando volvió mi médico, fui a verlo y me firmó una carta de recomendación para este médico del Hospital Universitario, porque él ya no podía hacer nada por mí.

¿Cómo la acogieron en el centro del dolor?

Muy bien. Seguí un protocolo de acupuntura durante seis meses. Me practicaron la moxibustión: el terapeuta acercaba a puntos estratégicos de acupuntura grandes puros incandescentes hechos de hojas de artemisa. Desde la primera sesión, me dije que era mi última oportunidad y que debía conseguir algún resultado antes de las vacaciones. Al salir de la sesión me sentía ligera como un pájaro. Volví a mi casa y me sentía tan bien que quise caminar. Me encanta caminar. Tengo circuitos de monte a monte. Caminé durante una hora. Al volver me dolía todo. Ocho días después, le conté al doctor mi desventura y me dijo que no debería haberme movido después de la sesión y me hizo notar que me lo había dicho unas cuantas veces.

¿Así la moxibustión tuvo un efecto positivo?

Sí, hacía desaparecer la fatiga. Mire, que te duela algo es malo, pero cuando te sientes cansada desde la mañana hasta la noche resulta un peso enorme. Con menos fatiga, me sentía muy aliviada.

A continuación, después del protocolo, fui a ver al acupuntor directamente a su consulta. Me aplicaba la moxibustión y también utilizaba agujas. La acupuntura me ha ido muy bien.

¿Ha intentado otras cosas para sentirse mejor?

En el centro hospitalario, me analizaron la acidez de la orina y era demasiado elevada. Seguí un régimen draconiano durante dos meses: nada de naranjas, poca carne roja, nada de lácteos, etc. Cuando conseguí un PH neutro, me sentía físicamente mucho mejor. Pero fui a una comida y comí lo que no debía, y el dolor volvió. A partir de entonces, voy con cuidado. He suprimido el azúcar blanco. Como mucho pescado. Evito los productos lácteos de vaca. Es gracioso, pero antes de que me dijeran que los productos lácteos estaban prohibidos, una vieja granjera que conocía me había dicho: «Siempre me han contado que los productos lácteos de los animales grandes no son tan buenos como los de los animales pequeños.» Presté atención a esto: es verdad, parece que a mi cuerpo le sienta mejor comer queso de cabra o de oveja que de vaca.

Practiqué gimnasia alternativa en un pequeño grupo, con un fisioterapeuta. Al principio, en 1999, me saltaban las lágrimas a causa del sufrimiento. La dejé, pero voy a retomarla con la Asociación de gimnasia alternativa que tiene muchos pequeños clubes en el campo. También estoy atenta a la Federación francesa de educación física y gimnasia voluntaria (FFEPGV), que posee centros en todo Francia y que tiene la intención de formar a gente que se especialice en fibromialgia.

Y camino. Un día, un médico me preguntó cómo podía caminar. Yo le pregunté a mi vez si así me arriesgaba a destrozarme los músculos. La respuesta fue que no. Entonces le conté que si mis músculos no iban a peligrar, del resto —me refiero al dolor—, ya me ocupaba yo. En el hospital me dijeron que el 80% de mi curación dependía de mí. Y, créame, tengo muchísima voluntad.

¿Toma algún medicamento?

Cuando realmente me duele y tengo que estar de pie sin falta, me tomo dos comprimidos de una medicina morfínica, y puedo tomar dos más al cabo de cuatro horas. Pero no me drogo. Y sólo tomo esta medicina cuando no aguanto más. Pronto iré a recorrer a pie las calas de Cassis con una asociación y me llevaré las pastillas por si acaso.

Con mi enfermedad, sé exactamente cuándo tengo que descansar. Me conozco mucho mejor que cuando era joven. El descanso también forma parte del tratamiento.

Una vez, un médico al que consulté porque no me encontraba nada bien me prescribió un medicamento antiepiléptico. Por la noche estaba como drogada. Mi hermano me dijo que fuera a ver a otro y el nuevo médico me explicó que se podía usar este antiepiléptico, pero sólo cuando era de extrema necesidad y en dosis muy pequeñas. Lo tomaba cuando iba al Hospital Universitario: tres gotas por la noche para dormir. Luego pedí que me dieran algo más ligero.

¿Sentía este dolor y este cansancio cuando era joven?

No, aunque yo era la más endeble de la familia, ya que nací con un esqueleto pequeño. El dolor apareció después de un accidente de coche en la autopista —iba sentada detrás. Me dolían las cervicales, los miembros y la parte baja de la espalda. Me sentía completamente rígida. El jefe de mi hospital me aconsejó que consultara a un quiropráctico en Auxerre. Fui dos veces y me alivió, pero los dolores volvieron. También hay que decir que no soy muy razonable y que siempre he sido así. En aquella época hacía la ruta Loiret (donde trabajaba)-Auvergne para ayudar a mis padres, que se construían una casa.

¿Podría describir estos dolores?

Los siento sobre todo a la altura de la pelvis. A veces siento como quemaduras en las caderas y la parte baja de la espalda. Me duele todo el cuerpo, pero el lado izquierdo siempre parece más débil que el derecho. En realidad, me rebelo cuando veo que el dolor empieza a pasar al lado derecho. Porque cuento con mi lado derecho. He llegado a no poder mover el lado izquierdo y entonces tenía que usar el brazo y la mano derechos para poner el brazo dormido sobre la mesa de despacho.

En 1999, no podía soportar tener la sábana encima a causa del dolor que sentía. Aún hoy, a veces, no soporto el sujetador. En estos casos, lo desabrocho y llevo vestidos anchos.

¿Se siente baja de moral?

No. Cuando mi brazo izquierdo está inútil, es desmoralizador, claro, pero me han dicho muchas veces que tengo una moral fuerte, y creo que es verdad. Tengo momentos de desánimo, pero cada vez menos. Formo parte de una asociación de enfermos fibromiálgicos que me aporta mucho y me ayuda a continuar.

Sé que no estoy curada, pero consigo vivir sin medicinas. Todos los domingos camino 15 kilómetros. El dolor siempre está ahí para decirme que vaya con cuidado, porque tengo tendencia a hacer excesos, me muevo demasiado. No me considero una enferma. Tengo un handicap, pero ningún virus. Soy hija de familia numerosa y de un artesano, por lo que me he criado en un entorno con pocos medios y en el que los niños tenían que ayudar. Siempre he tirado adelante, sin quejarme. No soy de las que permanecen inactivas y sólo se quejan. En mi familia, había que trabajar.

¿Habla sin problemas de su fibromialgia?

En mi trabajo actual, sí, he dicho a mis compañeros lo que padecía. También les previne: hay momentos en que no se me puede tocar, ni, sobre todo, darme un golpecito en el hombro, aunque sea amistoso.

¿Su familia la comprende?

No estoy casada. Tuve un amigo que lo entendía. Respetaba mi mal. Me acompañó al centro del dolor. Él tenía un cáncer.

Mis padres murieron, pero puedo decir que mi madre no me entendía. Me hacía hacer muchas cosas, demasiadas. A veces, le decía que realmente necesitaba descansar... A lo mejor me comprendió un poco cuando, al final de su vida, se sintió también ella cansada. Yo le decía: «Mira, estás cansada, pero no estás enferma.» Tengo un hermano que me entiende porque, al haber trabajado en un programa de televisión que recauda fondos con fines caritativos, es sensible a las enfermedades de la gente. Pero intento que vean que no estoy enferma. Raras veces hablo de la fibromialgia con él, porque soy de una familia en la que no se debe hablar de enfermedades.

Tengo amigos que me entienden, pero les hablo poco de la enfermedad. No puedo estar todo el tiempo quejándome.

¿La enfermedad le ha provocado problemas profesionales?

En realidad, no. En los momentos de grandes crisis, mi jefe lo entendía y hacía lo que podía por ayudarme. Pero es verdad que cuesta reflexionar, pensar en tu trabajo cuando tienes la cabeza como un bombo.

El tipo de trabajo que hago me permite tener algunos problemas musculares. Si tuviese otra profesión, como, por ejemplo, si hubiese trabajado en un hospital, todo habría sido diferente. Sin duda, habría tenido que dejar mi empleo; imagine lo que es levantar el cuerpo de un enfermo cuando tienes fibromialgia. Sé que, como funcionaria, tengo ventajas...

¿Ha intentado documentarse por su cuenta?

Los médicos me dijeron estrictamente lo mínimo sobre mi fibromialgia, pero la asociación ha paliado esta falta de información. Me han aconsejado libros, de los que he leído dos. Pero creo que no hay que leer muchos libros de este tipo.

Cada vez que oigo hablar de un medicamento «que saldrá para los fibromiálgicos», me intereso. Pero a menudo se trata de antidepresivos, lo que me da risa, porque no se trata de una molécula adaptada a la fibromialgia.

SU MENSAJE

¡Carpe diem! Hay que vivir la vida, seguir adelante. No hay que pararse en el mínimo dolor, ni mirarse el ombligo, porque no sirve de nada. Hay que aprender a vivir y aprovecharlo. No hay que convertirse en la enfermedad, ser la enfermedad.

No me gusta que haya pesimismo en el corazón de los fibromiálgicos. Cuando sólo se tiene esta fibromialgia y ninguna otra enfermedad, no hay que agobiarse. Lo esencial de la curación proviene del enfermo. Personalmente, camino, aunque tenga un poco de dolor y éste aumente algo durante la marcha. Al fin y al cabo, cuando vuelvo a casa, no siento más dolor que antes de salir.

Información práctica

El día internacional de la fibromialgia es el 12 de mayo, fecha del nacimiento en 1820 de la enfermera británica Florence Nightingale, modernizadora de los servicios sanitarios de su época, que sufrió esta enfermedad.

* * *

Las asociaciones de fibromiálgicos que se enumeran en este apartado son sólo una parte de las que existen en el Estado español. Para no alargar excesivamente el listado, se han elegido las que se han creado en las capitales de provincia, dentro de las comunidades autónomas, y también en algunas poblaciones importantes. El lector puede, si así lo desea, ampliar fácilmente esta base mediante consulta a Internet.

ANDALUCÍA

Almería

Asociación de Fibromialgia de Almería (AFIAL)
Granada, Residencial La Cartagenera, 190, local D 2
04008 Almería
Tel.: 950273911 – 647680882
Fax: 950273944
afialalmeria@hotmail.com
www.afial.com

Cádiz

Asociación Gaditana de Fibromialgia (AGAFI)
Ana de Viya, 17, local 2

11009 Cádiz
Tel.: 856075557
agafi@agaficadiz.com
www.redasociativa.org/agaficadiz

Córdoba

Asociación Cordobesa de Fibromialgia (ACOFI)
María Montessori, s/n
14012 Córdoba
Tel.: 957767700 – 659476652
acofi@fepamic.org

Granada

Asociación Granadina de Afectados de Fibromialgia (AGRA-FIM)
Alhóndiga, 37, 1º, oficina 3
18001 Granada
Tel: 958251020
agrafim@agrafim.com

Huelva

Asociación de Enfermos de Fibromialgia Onubense (AFRIBRO-NU)
Cádiz Salvatierra, 2, 2º izq.
21003 Huelva
Tel.: 959259715

Jaén

Asociación de Fibromialgia de Jaén (AFIXA)
Plaza Luz del Valle, s/n, bajos comerciales 1º P
23009 Jaén

Tel.: 617782596 – 953089933
Fax: 954082888
afixauen@hotmail.com

Málaga

Asociación de Pacientes de Fibromialgia (APAFIMA)
Pasaje Poeta de Lesbos, 2, local 17
29012 Málaga
Tel.: 952217986
apafima@yahoo.es
www.apafima.es

Sevilla

Asociación de Fibromialgia de Sevilla (AFIBROSE)
Juan Antonio Cavestany, 22, local 9
41003 Sevilla
Tel./Fax: 954424727
afibrose@afibrose.org
www.afibrose.org

ARAGÓN

Huesca

Asociación de Fibromialgia y Fatiga Crónica del Bajo Cinca
Jacinto Benavente,6, 1º B
22520 Fraga
Tel.: 974470555

Zaragoza

Asociación Aragonesa de Fibromialgia y Astenia Crónica (ASA-FA)

126

Coso, 67, esc. 1, 1º1ª A
50001 Zaragoza
Tel.: 976207941
asafa@fibroaragon.org
www.fibroaragon.org

ASTURIAS

Gijón

Asociación de Enfermos de Fibromialgia del Principado de Asturias (AENFIPA)
Ateneo Obrero de La Calzada
33212 Gijón
Tel.: 687878349
info@fibromialgia-asturias.org
www.fibromialgia-asturias.org

Oviedo

Asociación de Enfermos de Fibromialgia del Principado de Asturias (AENFIPA)
Burriana, 1, bajo (Centro Social El Cristo)
33006 Oviedo
Tel.: 687469175
info@fibromialgia-asturias.org
www.fibromialgia-asturias.org

CANTABRIA

Santander

Asociación Cántabra de Enfermos de Fibromialgia (ACEF)
Centro de Usos Múltiples Matías Sainz Ocejo
Cardenal Herrera Oria, 63, interior
39011 Santander

Tel.: 942325349 – 600025986
acef@telefonica.net
www.iespana.es/acef

CASTILLA-LA MANCHA

Albacete

Asociación de Fibromialgia Castellano-Manchega (AFIBROALBA)
Dionisio Guardiola, 56, entreplanta
02004 Albacete
Te.: 967660940 – 636468745
enkapc@yahoo.es
www.afibroalba.com

Ciudad Real

Asociación Provincial de Afectados de Fibromialgia y Fatiga
Crónica de Ciudad Real
Benéfica, 2, 3º B
13500 Puertollano (Ciudad Real)

Guadalajara

Asociación de Enfermos de Fibromialgia de Guadalajara (AFI-
GUADA)
Paseo Dr. Fernández Iparraguirre, 1 (Edificio de Sanidad)
19001 Guadalajara
Tel.: 609205515 – 618307299
afiguada@yahoo.es

Toledo

Asociación de Fibromialgia «Caminando Libre» (AFIBROTAR)
Ecuador, 2, 4º B

45600 Talavera de la Reina (Toledo)
Tel.: 675622042 – 675622044
afibrotar@hotmail.com

CASTILLA Y LEÓN

Ávila

Asociación de Fibromialgia de Ávila y Provincia
David Herrero, 24, bajo izq.
05005 Ávila
Te.: 920224385

Burgos

Asociación de Fibromialgia y Astenia Crónica de Castilla y León
Santiago, 14, 1º A
09400 Aranda de Duero (Burgos)

Asociación de Fibromialgia y Astenia Crónica Burgalesa (AFI-BUR)
Apartado de Correos nº 16
09002 Burgos
Tel.: 947262449

León

Asociación Leonesa de Afectados de Fibromialgia y Astenia Crónica (ALEFAS)
Centro Social Municipal «Mariano Andrés»
Frontón, 7
24008 León
Tel.: 620042754
alefas@hotmail.com

Palencia

Afectados de Fibromialgia Asociados en Castilla y León (AFACYL)
Hospital San Telmo
Avda. de San Telmo, s/n
34003 Palencia
Tel.: 979727864

Salamanca

Asociación de Fibromialgia y Fatiga Crónica de Salamanca (AFIBROSAL)
Plaza Nueva de San Vicente, 5
37007 Salamanca
Tel.: 923216063
Fax: 923216063
afibrosa@gmail.com
www.afibrosal.org/

Valladolid

Asociación de Fibromialgia de Valladolid y Provincia (AFIBRO-VALL)
Olmo, 63, 1º
47010 Valladolid
Tel.: 983255225 – 659144228

CATALUÑA

Barcelona

Asociación Catalana del Síndrome de Fatiga Crónica y Encefalomielitis Miálgica (ACSFCEM)
Joan Güell, 184, local 32
08028 Barcelona

Tel.: 933214654
acsfcem@acsfcem.org
www.acsfcem.org

Badalona

Badalona Asociación Afectadas de Fibromialgia (BAAF)
Coll i Pujol, 172, bajos
08917 Badalona
fibromialgiabadalona@yahoo.es
www.baaf.info

Girona

Asociación Gerundense de Síndrome de Fatiga Crónica
(AGSFC)
Centre Cívic Sant Narcís
Plaça Assumpció, 27
17005 Girona
Tel.: 658 20 45 69
info@agsfc.org; agsfc@auna.com
www.f2girona.districtedigital.com

Lleida

Asociación de Fibromialgia y Fatiga Crónica de Lleida y Provincia (AFIFALL)
Club Sant Jordi
Avinguda del Segre, 1
25007 Lleida
619 92 22 27
afifalleida@terra.es

Mataró

Asociación de Afectados de Fibromialgia y Síndrome de Fatiga Crónica de Mataró y el Maresme (AFIMAT)
Sant Pelegrí, 3, 1er piso
08304 Mataró (Barcelona)

Tarragona

Asociación Catalana de Afectados de Fibromialgia
Sant Joan, 34, A «Palauet»
43201 Reus (Tarragona)
Tel.: 696946158
acaf@fibromialgia-cat.org
www.fibromialgia-cat.org
Tel.: 659959773 (Tarragona)

EXTREMADURA

Badajoz

Asociación de Fibromialgia y Fatiga Crónica de Badajoz (AFIBA)
Asociación de Vecinos de San Roque
Plaza Pablo Parejo, s/n
Apartado de Correos nº 762
06080 Badajoz
Tel.: 666876935
afibabadajoz@hotmail.com

Cáceres

Asociación de Fibromialgia Extremeña (AFIBROEX)
Reyes Huertas, 17, entreplanta
10002 Cáceres
Tel.: 927247616

Asociación Cacereña de Enfermos de Fibromialgia
Tel.: 927214432 – 927249282

GALICIA

A Coruña

Asociación Coruñesa de Fibromialgia y Fatiga Crónica (ACOFI-FA)
Centro Asociativo García Sabell
Plaza Esteban Lareo, bloque 17, sótano
15008 A Coruña
Tel.: 626988363
acofifa@acofifa.org
www.acofifa.org

Ferrol

Local da Asociación de Veciños de Santa Mariña
Avenida de Santa Marina, s/n
Casa do Río
15405 Ferrol (A Coruña)

Lugo

Centro Social Uxio Novoneyra
Rua Ballesteros – Praza de Abastos
27001 Lugo
Tel.: 629844247
lugo@agafi.org
www.agafi.org

Ourense

Asociación de Fibromialgia de Ourense
Rua da Farixa, 7 (Finca Sevilla)
32005 Ourense
Tel.: 678636037
afou@enourense.net

Pontevedra

Colectivo de Afectados de Fibromialgia (CAF)
Pazo da Cultura
Alexandre Bóveda, s/n
36005 Pontevedra
Tel.: 986523486 – 677490013
cafpontevedra@yahoo.es

Santiago de Compostela

Asociación Galega de Fibromialgia (AGAFI)
Rua do Home Santo, 10, baixo
15703 Santiago de Compostela (A Coruña)
Tel.: 981574593
Fax: 981574593
galicia@agafi.org
santiago@agafi.org
www.agafi.org

ISLAS BALEARES

Mallorca

Asociación Balear de Apoyo en la Fibromialgia (ABAF)
Foners, 38, bajos
07006 Palma de Mallorca
Tel.: 971264179
Fax: 971775418

fibromialgiabaleares@hotmail.com
www.coordinadorafmfc.org

Ibiza

Asociación de Fibromialgia y Síndrome de Fatiga Crónica de
Ibiza y Formentera
Madrid, 52, bajos
07800 Ibiza
Tel.: 971192421
fibropitius@hotmail.com

ISLAS CANARIAS

Lanzarote

Asociación de Fibromialgia de Lanzarote (AFIBROLAN)
Fenauso, 1, 2º D
35500 Lanzarote
Tel.: 928803852

Gran Canaria

Asociación de Fibromialgia de Gran Canaria (AFIGRANCA)
Antonio Manchado Viglietti, 1
35005 Las Palmas de Gran Canaria
Tel.: 620976564
Fax: 928230141
afigranca@yahoo.es

Tenerife

Asociación de Tenerife (ASTER)
Eduardo Zamacois, 13, bajo
38005 Santa Cruz de Tenerife
Tel.: 922220967

LA RIOJA

Logroño

Asociación de Fibromialgia y Astenia Crónica de la Rioja (FI-BRO-RIOJA)
Colegio Salvatorianos
Madre de Dios, 17 C
26004 Logroño
Tel.: 941222692
fibrorioja@reterioja.com

MADRID

Madrid

Asociación de Fibromialgia de la Comunidad de Madrid (AFI-BROM)
Rafael Bonilla, 19, local
28028 Madrid
Tel.: 913567145
afibrom@afibrom.org
www.afibrom.org

MURCIA

Asociación de Fibromialgia de Cartagena (AFIBROCAR)
Apartado de Correos nº 3
30080 Cartagena (Murcia)
Tel.: 627889510
afibrocar@hotmail.com

Asociación Murciana de Fibromialgia (ASMUFIBROM)
Valle, 7
30150
La Alberca (Murcia)

Princesa, 2, 3º B
30003 Murcia
Tel.: 968036915 – 687790879
asmufibrom@hotmail.com

NAVARRA

Pamplona

Asociación de Fibromialgia Navarra (AFINA)
Beorlegui, 24 (Colegio Auxiliadora)
31015 Pamplona
Tel.: 913567145
afinavarra@hotmail.com

PAÍS VASCO

Bilbao

Asociación Vasca de Fibromialgia y Astenia Crónica (AVAFAS)
Francisco Macía, 11, 7º, dep. A-B
48006 Bilbao (Vizcaya)
Tel.: 944750120
Fax: 944760666
avafas@euskalnet.net
www.euskalnet.net/avafas

Vitoria

Asociación Alavesa de Fibromialgia (ASAFIMA)
Pintor Vicente Abreu, 7
01012 Vitoria Gasteiz (Álava)
Tel.: 945064804
asafima@euskalnet.net
www.asafima.com

Zarauz

Asociación Guipuzcoana de Fibromialgia y Astenia Crónica
(BIZI BIDE)
Urdaneta, 12, trasera
20800 Zarauz (San Sebastián)
Tel.: 943830943
bizibide@hotmail.com
www.bizibide.org

VALENCIA

Alicante

Asociación de Fibromialgia de Alicante
Rafael Asín, 12, bajo
03010 Alicante
Tel.: 965289134

Castellón

Asociación de Afectados, Familiares y Amigos de Fibromialgia
de Castellón (ASOCIACIONAFCAS)
Avenida Burriana, 13, 1ª planta
12005 Castellón
Tel.: 637453041
www.asociacionafcas.com

Valencia

Asociación Valenciana de Afectados de Fibromialgia (AVAFI)
Apartado de Correos nº 13269
46080 Valencia
Tel.: 676059829
favafi@hotmail.com
www.civilia.com/asociaciones/avafi/avafi

CEUTA

Asociación de Fibromialgia de Ceuta
La Reina Portón, 2, 3º C
51002 Ceuta
Tel: 956502877 – 606269098
amaroman@hotmail.com
www.espanol.geocities.com/fibromialgiadeceuta

MELILLA

Asociación para la Lucha contra las Enfermedades Artrítico-Reumáticas (AREECC)
Apartado de Correos nº 148
52080 Melilla
Tel.: 952670555

Libros publicados por Terapias Verdes

Naturaleza y Salud
La pequeña enciclopedia de medicinas complementarias

Títulos publicados
1 Todo sobre la homeopatía
2 Todo sobre las flores de Bach
3 Todo sobre el colesterol
4 Todo sobre las calorías
5 Todo sobre la fitoterapia
6 Todo sobre los suplementos alimenticios
7 Todo sobre los antioxidantes
8 Todo sobre las enfermedades infantiles
9 Todo sobre la soja
10 Todo sobre el ajo
11 Todo sobre las fibras alimenticias
12 Todo sobre la digitopresión
13 Todo sobre la dieta según los grupos
   sanguíneos
14 Todo sobre el dolor de cabeza
15 Todo sobre la ansiedad y la depresión
16 Todo sobre los resfriados y la gripe
17 Todo sobre las plantas medicinales
18 Todo sobre la oligoterapia
19 Todo sobre belleza y salud
20 Todo sobre las curas depurativas
21 Todo sobre la aromaterapia
22 Todo sobre los dolores reumáticos
23 Todo sobre la piel
24 Todo sobre tensión arterial y problemas circulatorios
25 Todo sobre los trastornos sexuales
26 Todo sobre el insomnio
27 Todo sobre estrés y enfermedad
28 Todo sobre el colesterol alto, un enemigo invisible
29 Todo sobre los trastornos de la menopausia
30 Todo sobre la celulitis

Los best sellers de la vida feliz

Títulos publicados

Solicite nuestro catálogo general ilustrado a:

Terapias Verdes, S.L.
Aragón, 259, entlo. E
08007 Barcelona

correo electrónico: ediciones@terapiasverdes.com